How to Be Your

Own
Therapist

Boost Your Mood
and Reduce Your Anxiety
in 10 Minutes a Day

做你自己的心理医生

[英] 欧文·奥凯恩（Owen O'Kane） 著

李毅　李洋　陈昶宇　黄曼歌 译

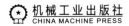
机械工业出版社
CHINA MACHINE PRESS

当我们利用童年的言行方式扮演成年人的时候，心理问题就会发生。要找到答案，就必须去讲述、理解和改变自己的故事：你的故事是关键。本书介绍了探究故事的心理治疗理念，以及每天十分钟改善情绪、减少焦虑的实践方法。通过早、中、晚三次短暂而又专注的心理治疗，足以获得高效平和的一天。

每一个人都能从心理治疗中获益。作者为这本书带来了丰富的临床经验和久经考验的治疗方法。阅读和应用这本书，能够帮助你解决一般的心理问题，维护身心健康，过好当下的生活。

First published in Great Britain by HQ（an imprint of Harper Collins Publishers）2022 under the title How to Be Your Own Therapist. Copyright © Owen O'Kane 2022. Translation © China Machine Press Co., Ltd. 2023, translated under licence from Harper Collins Publishers Ltd. Owen O'Kane asserts the moral right to be acknowledged as the author of this work.

北京市版权局著作权合同登记　图字：01-2023-0504号。

图书在版编目（CIP）数据

做你自己的心理医生／（英）欧文·奥凯恩（Owen O'Kane）著；李毅等译．—北京：机械工业出版社，2023.8（2025.1重印）

书名原文：How to Be Your Own Therapist：Boost Your Mood and Reduce Your Anxiety in 10 Minutes a Day

ISBN 978-7-111-73371-3

Ⅰ．①做…　Ⅱ．①欧…②李…　Ⅲ．①精神疗法　Ⅳ．①R493

中国国家版本馆CIP数据核字（2023）第109582号

机械工业出版社（北京市百万庄大街22号　邮政编码100037）
策划编辑：廖　岩　　　　　　　责任编辑：廖　岩　刘林澍
责任校对：张爱妮　陈　越　　　责任印制：单爱军
保定市中画美凯印刷有限公司印刷
2025年1月第1版第2次印刷
145mm×210mm·7.75印张·1插页·112千字
标准书号：ISBN 978-7-111-73371-3
定价：59.00元

电话服务　　　　　　　　　网络服务
客服电话：010-88361066　机　工　官　网：www.cmpbook.com
　　　　　010-88379833　机　工　官　博：weibo.com/cmp1952
　　　　　010-68326294　金　书　网：www.golden-book.com
封底无防伪标均为盗版　机工教育服务网：www.cmpedu.com

谨以此书献给我的伙伴马克，你一直坚信我能通过写书来帮助人们，感谢你的信任和鼓励。

前　言

我是一名心理治疗师，就像大多数治疗师一样，我也接受过心理治疗。它改变了我的生活，事实上，它极大程度地影响了我，以至于我立志要成为一名心理治疗师。

我坚持我的想法：心理治疗可以让所有人的生活变得更好。问题在于它高昂的费用、稀缺的资源渠道——经常有长达数年的等待名单。并且不要忘了，心理治疗在一定程度上仍然被污名化！但如果你仍在犹豫，不妨这样想：有时候为了解决生活中的难题，我们的大脑需要一点点维护和照料，而这就是好的心理治疗的用处。它并不奇怪或怪异。我敢说，你不可能一辈子住在森林中或躲在山洞里。心理治疗为勇者准备，它能为我们充实的人生带来真正的力量和无限的可能性。

帮助需要的人接受治疗并不容易，在深思熟虑后，我发现：绝大多数治疗的目标是在一段时间内让患者完成"技艺"上的提升，并使他们拥有足够的"意识"，以此，他们能够成为他们自己的治疗师。所以我意识到，我需要写一本书来指导人们究竟该怎么做。

欢迎阅读《做你自己的心理医生》。

关于这本书，我希望它能成为所有人都能接触到的资源。我可以毫不客气地说：这本书绝对不是生涩难懂的心理分析。

我对我那些研究不同领域的同事们充满了敬意，但是这并不是一本重量级的临床学术书籍。相反，这本书致力于将复杂理论变简单，并能应用于日常的生活中。在这本书的前半部分，我会向你讲述我个人的治疗师生涯；而后半部分，我们会接触到每日十分钟的自我治疗。前半部分是必要的，是为了让你后续的每日治疗更加有效。我的想法是：书的前半部分在创造一个"全新的你"，就像在参加心理治疗速成班，或是心理辅导训练营——如果你也这么认为的话。后半部分是每日训练，以此来维护你的心理健康。

在这本书里，我会教你如何唤醒你内心的治疗师，以及如何充分利用每一天——无论你正在经历着什么。这些技能会提高你的生活质量，让你感觉更好、活得更好。

最后一点我必须声明的是：我并不会改变你——这可能令人意外。我只是向你提供我的见解、想法和经验，而由你来做决定。有太多的书和所谓的权威、专家都保证改变你的生活。我不会那么做。我只是相信，你能改变你自己。

关于我自己

首先要说的是，如同大多数人一样，我也是个普通的人，也有缺点，也有弱点，也犯过许多错误。我的亲身经历告诉我不完美意味着什么。但我相信这对我的工作有很多帮助！

我觉得，太多人在向我们灌输一种理念，让我们去做得更多，去做得更好，然后去买更多东西，而不是让我们明白当下的生活该怎么过好。而当生活中的琐事与烦恼即将席卷而来时，别人的言语却让我们忽视了它们到来的信号，这也让我十分困扰。当有人告诉你："你做到了！"这让我们备受鼓舞，但我们不是永远都能听到他人的赞赏，而这个时候，我们往往需要一些帮助，来让我们继续走下去。

我在医学和心理治疗两个领域都有所建树。在我成为一名心理治疗师前，我曾是一名保守疗法方面的专家。退休前在NHS（National Health Service，英国国家医疗服务体系）的最后一份工作是在伦敦担任心理健康的临床主任，现在我在伦敦开了一家私人诊所，能见到来自世界各地的患者。我也在国际范围内进行演讲、参加与心理健康相关的讨论会。

我在北爱尔兰长大，经历了北爱尔兰归属问题——那是亲英派和独立派之间的剧烈斗争。我的童年过得有些许困难。这导致我自己所接受心理治疗的结果显示，我会永远处于一种"天生"的恐惧状态中，一直害怕可能接踵而来的问题。自那以后，我便着手开始解决这个问题。

在这本书里，我会向你分享我对自己的一些发现，以此来阐述心理治疗可以带来什么。我将讨论关于突破以及转变的话题。在读完这本书后，我很确信你对这两者将会有清晰的认识。

如何使用这本书?

这本书有两个部分

第一部分包括第一章至第五章,是为了第二部分中的每日十分钟治疗打下必要的基础。练习时需要纸和笔,确保你两者都准备好了。第一部分包含了治疗中我要和你谈到的一切。没有捷径可走,所以我建议你坚持看完第一部分,它能带来不一样的变化,同时也能帮你理解后续每日十分钟自我治疗的意义。在第一部分我们会涉及:

1. 你"真实"的人生故事

2. 理解你自己的人生故事并思考它们当下对你的影响

3. 你从你的生活中究竟想得到什么

4. 心理治疗如何帮你得到你想要的

5. 过上满意的生活所必需的一些要素

我之后会解释"真实人生故事"的含义。这不仅仅是按照时间顺序回忆往事，这意味着你在向其他人分享你人生中的重要事件，更重要的是，这些事件给你带来的感觉如何。回忆的往事将包括积极的、消极的以及带有各种情感的经历。

通常，我们告诉所有人的那些关于我们自己的故事都是"经过排练的"或者"十分体面的"，以此让他人以我们想要的方式来看待我们，而不是展现真正的自己。我认为，大多数人自动地改编他们的人生故事是出于一种自我保护的机制，而不是有意为之。但是，我们只有接受过去的事实，接受它们过去和现在给我们带来的感受，我们才能成长。

也就是说，仅仅说出你的故事是不够的，你的故事需要进行一些调整，以此让它们影响你现在的情绪、行为、思考模式。这将会是你基础工作的第二步，一旦你掌握，一切都会明朗起来。

然后，我们会探索，你想要怎样的未来，以及如何让那样的未来成为现实。我们希望这能给你的人生带来前所未有的改变，否则这项工作将没有意义。知道你想要什么是至关重要的，否则就会成为无头苍蝇。

改变你的人生，让你的未来和过去截然不同，这需要你摒弃一些你强加给自己并且阻碍你生活的规则。我们会一起解决这个问题。

基础工作的最后一部分，我们将研究一些关于自我照料的途径与方式，在之后的每日十分钟治疗里也会运用到。

充分了解你自己，理解自己的行为，知道你想要什么、需要放弃什么，会引导你走向平静、自控和清晰明了的世界。

第二部分包括第六章至第十章。后半本书会教你如何进行每日十分钟的自我治疗。在这里，你将学到如何将第一部分中的"技巧"融合到每日生活中，我也会向你展示一些新的方法。两者都将提高你的生活质量。这是你的"自我维护"工作。只要你需要，想做多久都可以。你可能会发现每天并且无限期地这样做会让你受益，就像早茶或者咖啡一样成为你生活的一部分。你的每日治疗也能帮助你解决在第一部分中所发现的问题。

这是对每日十分钟自我治疗的一个简要概括，我知道人生琐碎、事务繁忙，所以我只占用你每天十分钟。这样的话，无论你有多忙，你总会有时间照料自己。这些治疗的目的是为了给你的每一天以及最终整个人生的转变"打鸡血"！

准备期

要多久？ 四分钟。

什么时候？ 最好是在你一天开始的时候，找到一个空闲时间。我觉得刷牙时就不错！在一天开始之前，我们刷牙都需要那么几分钟。所以为什么不优先考虑我们的心理健康呢？

怎么做？ 抛开杂念，让自己安静下来，让思维变得灵活放松，这帮助你在一天中得到最大的收获。

稳定期

要多久？ 三分钟。

什么时候？ 午餐后。

怎么做？ 保持冷静，去考虑任何可能发生的坏事。调节你思考和反应的方式，在一天的中间时刻注意自己的心理状态。

回想期

要多久？ 三分钟。

什么时候？ 睡觉前放松的时候，不会被其他事情和电话打扰。

怎么做? 思考今天所学到的,忘掉无谓的想法,这样才能睡个好觉。

这本书里,我所教给你的每日十分钟的自我治疗法会使你产生转变,变得积极乐观起来。它们也将是你的整个自我将被承认和接受同情的时刻。话虽如此,但本书中的一些问题、练习和建议将不可避免地带你走出你的舒适区。心理治疗应该贯彻你全身心(在好的方面)。事情是这样的:这绝对奏效。将治疗看作你内心和思维的整理工作,帮助你更好地生活。

治疗不同,目的也不同,我会教给你一种很特别的方式进行自我治疗,那是一种其他治疗师也许不会教给你的方式。简而言之,书中的观点都是我的观点。我所讲述的并不是其他权威或者当局的观点,而是综合了我多年来的治疗经验和个人经历以及临床工作得到的总结。同时也融入了各种治疗模式,而不仅仅是单一的治疗模式(我已经注意到不要用太多的术语,坚持使用一些直截了当的语言)。我希望,这种融合的治疗方式能带给读者宽心和安心。

兴趣使然，书里所用到的治疗方法包括认知行为疗法（CBT）、同情聚焦疗法（CFT）、正念疗法（Mindfulness）和人际心理治疗（Interpersonal Psychotherapy）。如果对不同疗法模式有特别的兴趣的话，网上有许多有用的信息，尤其是专业心理治疗组织的网站可供查询。

在我带领你走进治疗的同时，我会完完全全地按照顺序解释过程中的每一个部分，并且我也保证会尽我所能避免使用行话、陈词以及深奥但空洞的语言。请你相信我，即使有时候我问的问题可能毫无意义，或者进行的过程让你感觉并不好，也请你相信我。心理治疗有时很艰难，但它永远不会铺天盖地席卷你。选择一个合适的节奏进行治疗，并且记住，没有必要着急。你还有一辈子的时间来解决这个问题。

在我们开始前最后一个提示

贯穿整本书，我会分享旨在为你提供帮助的研究案例。它适合那些寻找一套具有自我指导意义的治疗工具的成年人，以此来更好地度过他们人生中的每一天，遇见更好的自己。它也适合有父母支持的青少年。无论你是什么年龄，它都有帮助。但它不能替代一对一的实况治疗。一对一的治疗无疑是一些人需要的，如果你确实需要一对一或专业团队治疗的话，请优先通过医生或者当地的心理健康组织取得帮助。

也请注意，当你感到过度压抑、有精神疾病症状、产生自杀倾向，或是身边无法得到足够的援助时，仅指望这本书并不是明智的选择。在这种情况下，你需要专业的医疗帮助。

同时，在你处于酒精或其他非处方药物的影响下时，也不建议阅读这本书。

最后，为了尊重和保护来访者的隐私，书中所有的姓名、细节和研究案例都经过更改调整，所有提到的人物或组织均为匿名。

目　录

前　言

第一部分

第一章　关于心理治疗的寒暄　2

第二章　讲述你的故事　19

第三章　破镜重圆　41

第四章　好的，现在呢？　64

第五章　行动胜于雄辩　85

第二部分

第六章　早上为一天做好准备　110

第七章　保持稳定　140

第八章　在一天结束时进行反思和重启　162

第九章　假如生活重创了你　182

第十章　水到渠成　211

致谢　230

第一部分

第一章 关于心理治疗的寒暄

我会教你如何成为你自己的心理治疗师，以及如何每天用十分钟来让治疗成为你生活的一部分，但在开始前，我想先说说关于治疗所带来的羞愧感和耻辱感。

每当有来访者在治疗结束时对我说"哇，这还不错"（一般是男性）的时候我都感到很好奇。我会问他们想表达什么意思，因为围绕治疗的先入之见让我着迷，而且正如你所料，我听到了一系列回应。做好准备！

"你看上去不太像是个心理治疗师。"

"这没有我想的那么怪。"

"我很震惊我们居然在笑。"

这还没完，

"我的故事让你有什么感觉？"

"你对我说的话好像并不感到震惊。"

"你都没有催眠我。"

"我以为你只会在那不停点头，嘴上说着'我懂你'。"

"这比我想象中的更有用。"

"这并不全是眼泪和感情。"

"我本以为你会是个蠢货。"（以及各种与这个主题相关的话）

不仅如此，有时候在社交中，我会避免和别人谈论我的工作。大多数情况下，我发现我的职业要么让人们感到担忧（他们觉得我会读心术或是根据几句闲聊来"诊断"他们），要么让他们觉得有必要透露他们的整个人生故事，要么让他们感到害怕。

当我在 NHS 担任临床主任的时候，我发现某些有关心理健康的字眼会阻碍人们参加小组活动。例如，当我们成立一个名叫"应对抑郁"的小组时，基本没人报名参加；而当小组名称叫"提升情绪"的时候，一般会人气爆满。我曾经有个来访者让我在发票中移除"心理治疗师"这个词。我甚至还被要求把我的职位从办公室门上摘下来。有些来访者担心如果别人知道自己在接受心理治疗会怎么想他们。而一个专门研究生理而不是心理的医生不太可能听到同样的要求，除非是有关性健康的部位。心理治疗似乎是一个"肮脏的秘密"。

我记得我 20 多岁时（很多年前）第一次去接受心理治疗，我偷偷摸摸地在路上走着，害怕其他人会看到我。我看起来就好像在进行一场非法交易。幸运的是，我的第一位心理咨询师是一位修女，这消除了任何可能的谣言。她的办公室位于女修道院。当我知道这一点的时候松了一口气，因为这是很好的掩护。我可以坦白所有事！

严肃地讲，尽管寻求帮助让我感觉十分羞耻，但是更令我羞耻的是我无法自己解决问题。我担心别人会怎么想我。我为自己在某些问题上的精神挣扎感到羞愧。当时的文化信仰使得其更加复杂，一种我已经内化的信仰，那就是男人不能挣扎，男孩不能求助。

这让我想到了这个问题，许多人认为需要心理治疗是羞耻的，而我过去也是其中的一员！对于心理疾病，人们仍存有一定程度的耻辱感。做出对自己负责的选择去接受治疗仍被视为软弱和失败的象征。同样地，对于一些人来说，心理治疗师和心理治疗仍是未知而神秘的。不幸的是，恐惧和害怕驱动了这些消极的预想。相比一二十年前，当今公众对于心理治疗的想法已经正面积极很多了，越来越多的人开始寻求帮助。尽管耻辱感仍在他们心中环绕。

如果你对我说的感到有任何一点点的不适和焦虑，请让我缓解你现在可能有的任何紧张情绪。

事实是，尽管这伴有羞耻感，但地球上的每一个人都能从一些心理治疗中受益。即使你对生活十分满意，获得对自己快乐原因的自知之明意味着你可以在生活不那么美好的时候重新发现让你快乐的事。

每个人，无论从外表上看他的生活有多么精彩，都会经历一些十分艰难的时刻，想要安稳度过那些起起落落可并不容易。有些时候我们需要帮助。所以在这本书中，你会学到：

- 简单介绍心理治疗会对你的大脑产生怎样的影响，它会怎样帮助你

- 更多关于治疗过程的细节

- 在自我治疗中你会做些什么

心理治疗会对你的大脑产生怎样的影响，它会怎样帮助你

我与各种处于压力、悲伤、痛苦中的人共事了 30 多年。在这段时间里，我明白了一个道理，对人有最大心理影响的，并不是负面经历本身，而是对负面经历的反应。有些人对负面经历做出了很好的自我调整，而有些人则深陷其中。

我相信有些人注定会比其他人遭受更多的痛苦，或者陷入无用的行为模式。

一个人因为他对负面经历的反应而遭受多少痛苦，可能与他如何思考、如何处理情绪、他的生活规则或他的行为方式有关。人的大多数行为模式受到遗传影响或是在儿童时期形成，然后被延续到成年，之后你会了解更多相关信息。

实质上，许多成年人在用儿童时期解决问题的方式应对他们生活中的困难。亲身经历证明，那对于我而言便是人类苦难

的根源。

而好消息是，心理治疗能够改变那些行为模式，无数的研究报告也做出了证明。心理治疗意味着以一种十分客观的方式，站在你的人生之外向里看。当你回放你生命中那些塑造你的事情并开始理解你为什么挣扎时，你会对自己有迷人的发现。心理治疗会鼓励你说出你的人生故事，并将其与你现今遭受痛苦的原因联系起来。它会帮助你理解你的思考模式、自动的情绪反应、你为什么会这样做，以及如何改变自己，不再使自己陷入困境。

每一天，我在工作中见到人们竭尽全力试图解决如焦虑、抑郁、痛苦、失落、人际关系等各种问题。心理治疗能解析他们的痛苦的根源，给予缓解折磨的指导。这是一个协作的过程，而不是一味地说教。

现代心理治疗的乐趣在于，它使用了医学、神经科学、社会科学和药理学的最前沿研究所提供的策略。那就是说，我们是有着复杂的生理、情感和思考的生物，我们需要的不仅仅是心理学上的了解来帮助我们到达最佳状态。好的治疗方法应该是始终贯穿整体，也就是考虑整个人。

关于心理治疗的几个事实：

1. 心理治疗能提升心理健康的水平，而且这有科学依据

2. 心理治疗能改善大脑中的化学反应

3. 心理治疗能重新构建神经通路，使人过得更好

4. 心理治疗能够提高生活质量

5. 心理治疗能够改善情绪问题

6. 心理治疗能够改善生活中的工作方面和家庭方面，使人变得更积极

7. 心理治疗能帮助人们打破不良行为方式的循环

8. 心理治疗能减轻痛苦

心理治疗的过程：了解其机制以及更多细节

正如我前面所提到的，我会给你上一个心理治疗速成班。将它看作我给来访者进行治疗的压缩版。基础工作是必要的，然后我们会进入维护工作：每日十分钟的自我治疗。我特意选

择十分钟，部分原因是简短的自我治疗能够被安排进各种繁忙的日程里，另外，如果自我治疗的时间是十分钟，而不是一小时，你就更有可能长期坚持下去。

我要通过一个三层的蛋糕来类比解释一下心理治疗的基础。

当你开始进行实际治疗时，我这里的解释就会变得十分生动形象。不过现在，我希望这个类比能让你明白为什么我建议做这些练习。你只需知道，我所建议你尝试的东西背后都有可靠的临床理由来支撑——我们稍后将更详细地讨论它。

蛋糕的顶层是你的思维和感觉。你的思维和感觉是分开但是相互连接的，它们在不断地和彼此进行交流。打个比方，"我的伴侣并不关心我"这种不好的想法出现在脑海中，就会立马生成悲伤或其他类似的感觉。

同样地，你可能经历一个突然的情绪转变，使你产生了一连串无益的想法。当你难过时，你可能很难对自己或自己的生活有乐观的想法。你可能会想："我不够好""我令人失望"或者"我是个垃圾"。

思考是一个认知的过程。有时候它是无意识的、自动进行的。你可能正在工作然后突然你的脑海中跳出了关于度假的回忆。有时候是有意识的，举个例子，你可能在超市里，思考着要买什么；或者可能在规划下周参加婚礼的最佳线路；或者可能在纠结如何进行一场很难的合同谈判。思维伴随着叙述，一个思维往往导致另一个思维。

而另一方面，情绪可能和你当下面对的事情有顺其自然的关系，也可能无关。它可能对某个事件做出反馈，而这完全是你意料之外的。我们的情绪就像天气，会在很短的时间内在两个极端之间波动。学着去承认并接受它们，让它们引导你，这才是关键。

据神经学家们估测，我们一天中会产生 60000～80000 次思考！这就解释了"大脑过载"的表达！我们每时每刻都在思考，但思考本身并不是问题所在。

问题是批判性、灾难性或僵硬的思考方式，以及通常自动产生的负面情绪。我们在人生早期就对它们有所了解。举个例子，如果一个人的父母非常挑剔，总是批评他，那么这类人可能会自动把自己往最坏的方面想，当他们反思自己的某些方面时，会陷入消极的想法。最终，就将难以调节情绪。

同样地，有些人小时候受到的教育是：产生某些情绪是不能被接受的，比如愤怒、恐惧或是脆弱。当他们成年后，可能还会苦恼于处理这些情绪，最终，每当这些情绪产生时，他们就会经历消极的思考模式。

我遇见过很多这样的来访者，在童年时他们不被允许表现出脆弱。当他们成年后产生难以处理的情绪时，他们会自动对自己产生高度批判性的想法，如"我不应该有这种感觉""我太弱了""我一无是处"。简言之，由于他们的早期生活经历，他们被设定为会在特定的场景下做出特定的反应。

自动化的思考和情绪化的反应是会逐渐形成习惯的。当然，除非我们停止估量它们对我们生活的消极影响，并自己有意识地去努力改变我们的反应。心理治疗有希望改变这一处境，为我们提供新的思考方式和更健康的情绪反应，这可以为我们带来改变。

但是好的心理治疗不只注重蛋糕的顶层。是的，那确实是情绪和思维的特效药，但如果你想知道带来长久改变的秘诀，你也需要关注蛋糕的中层和底层，因为这两者都能直接影响我们的思维和感觉。

让我们来看看中层。这一部分比较有趣，包括了我们从家庭、文化、宗教、性别和所有成长经历中所延续和学到的规则和信念。它决定了我们（有意识或潜意识地）思考生活的方式。相比顶层，它并不是那么明显，但是更根深蒂固。

我们很早就明白了，如果我们想要融入某个环境、找到归属感和安全感、被认真对待、被真心接纳等，我们便需要去"玩一个游戏"。"玩游戏"意味着我们坚持我们所继承的规则和信念。这是被社会接受的先决条件，否则我们会被牵着鼻子走。依据每个人的不同情况，这些先决条件对每个人来说都不一样。但是我所看到反复出现的是完美、成功、可靠、无私、做个好人、自控、内心强大。我也听过无数来访者谈论不被他人认为穷、软弱、不堪一击、固执己见、失败、扫兴是多么重要。

理论上讲，对于过上好生活有着规则和信念没有任何错，尤其是当它们确实有效，并不会带来不良情绪的时候。别忘了，蛋糕的中层是最重要的部分。但是问题在于，规则和信念通常是难以转变的，而难以转变的事物总是难以解决。

如果你自己的规则在暗示你必须完美、成功的话，你的人生将会十分艰难。没有人能每时每刻在所有方面做到滴水不漏。同样地，如果你认为你的职责就是取悦他人、永远不让别人失望、一直保持最好的状态等的话，你的人生也将会十分艰难。你是人。墨守成规、不懂变通会使你产生负面的想法和情绪，从而使你感到痛苦。

想想以前，你告诉你自己在某些事上要做到完美，结果却事与愿违。如果你对完美主义固执己见，那么可以预见，最终结果大概率是负面消极的，还会产生一些自我批评、自我贬低的想法。你认为自己不够好、你觉得你自己辜负了他人，这些想法会占据你，让你因此产生负面的思维和情绪反应。

反过来说，如果你能够灵活变通，那么情况就可能大有不同。一个不完美的结果可以用宽慰的想法来处理，举个例子："我已经做到最好了，下次我会吸取教训。"在情绪上，这更容易做到。

简言之，回顾、适应和以更灵活的态度去对待你的规则和信念能帮助你忘掉负面的自动思维和情绪。心理治疗对此很有帮助。

蛋糕底部会更有趣，在我们开始讨论之前，让我们做一个回顾。

蛋糕的顶层是我们的思维和情绪，它们相互紧密交织。这些思维和情绪受到第二层影响，也就是我们的规则和信念。

讲到蛋糕的底层，你不会感到惊讶——底层影响你的一切，是心理治疗的中心，是我们深层的基础核心信念。

不同的治疗模式会用不同的方式来进行解释，但是含义是一样的。基础核心信念是你的整个世界观和心理性格的基础。共有四种类型：

安全型：觉得自己是安全的，或者不安全的。

被爱型：觉得自己是被爱的，或者不被爱的。

自我价值型：觉得自己有价值，或者没价值。

希望型：感到充满了希望，或者感到绝望。

让我们来看一个例子。如果在儿童时期就感到自己处于不安全或缺爱的状态中，人们的信念系统会受到影响。规则和信念会着重关注安全：我不能冒险，我必须照计划行事，我需要感到确定，我应该取悦别人，要不然别人可能不接受我；我永远不能展现脆弱，否则我就会被抛弃。

最终，这类人难以处理自己消极或批判性的思维方式，很难管理自己的情绪。他们的人生经历创造出的基础核心信念是一块不稳定的基石。这体现在人的日常思考、感觉和反应上。这都不是他们的错，这也是心理治疗致力于解决的，它不仅能解决主要的问题，同时也能解决如自我责备和羞愧等任何次要问题。

在自我治疗时你要做什么

大多数人认为，治疗就是每周一次的谈话，反思生活、对心理健康做出积极的提升，以此让人的生活变得更好。如果那是你想要的，这本书可能不太适合你。我想我最好马上说清楚。

根据我的经验，除非他们让心理治疗成为主动的、合作的过程，否则大多数人的治疗都不会有很大成效。对于我来说，心理治疗中，谈话只是一部分，它还包括：

- 每次治疗之间的努力

- 一系列行为、语言上的改变

- 形成一种新的自我关照的方式，来教你照顾你自己

- 将这个过程视为一种持续的生活方式

- 研究身心与情绪之间的联系

- 愿意接受挑战

- 能够放弃以前的思维行为模式

- 不要指望心理治疗师能为你做好一切

- 愿意保持好奇心，对充满机遇的过程保持开放心态

- 敢于改变

我想解释一下为什么我鼓励你在自我治疗中使用的这些策略是有帮助的：

复盘、反思你的生活：这有助于你处理你的经历（所谓

的"处理"，我的意思是，"让你的大脑承认发生了什么事情，并把你的记忆记录在你大脑中适当的地方"）。

基于某些行为的活动：巩固你所知道的东西，并帮助你改变行为模式或思考模式。

把它们写下来：使你更有可能做出所需的改变。

挑战你的思维模式：形成更多有益的思考方式会让你变得更好。

调节你的情绪：适应你自己的性格，防止陷入压抑的情绪中。

接受糟糕的事实：关于你对过去的描述，我可能会听到不同的版本，你讲述的东西我也会知道哪些是真的。那些事听起来可能很糟糕，但重要的是，如果你想要向前走，就要去面对那些难以接受的事实。

我希望你能在接受心理治疗的过程中发现，心理治疗是主动的，而不是被动的。它关乎你的生活、你的行为、你的呼吸、你的思维、你对待生活的态度、你的反应、你照料自己的方式、你对待自己的态度。

它会逐渐了解你，聆听你的故事，理解你的过去；它会知道你想要什么，知道你必须做出哪些改变，它会让你的人生改头换面。

你需要做到哪些?

这部分简短且轻松。

我要求你坚持，保持思维开放，相信这个过程，让自己全身心投入。最重要的是，不要给自己任何压力。

如果你感觉这本书无法给你更多帮助，不要犹豫，立即停下，寻求专业医师的帮助。

那么我们现在开始? 我很想了解关于你的更多事。

第二章　讲述你的故事

每个人都会经历数段困难时期，无论他们的生活看上去有多完美。

当我们还是孩子，遇到生活上的难题时，相比成年人，我们可以更轻易地逃避各种责任，缩进自己的精神世界里。但当我们成年后，我们被迫面对生活原本的模样，以及我们在生命这个阶段的所有感悟和想法（通常是痛苦的）。

许多年前我住在都柏林，在那里，"你的故事是什么?"代替了"你好"和"最近怎么样"，成了常见的问候语。当然，没人盼望着你对那一天发生的事做出非常详尽的描述。但这样说还是十分礼貌的。我很喜欢这种问候方式，因为这显示出了对他人真正的兴趣，或者至少在那一刻认可了他人的故事。

今天，我也问一个同样的问题："你的故事是什么？"你的故事是隐藏的宝藏，它会帮助你理解你是谁，你怎样过得更充实。

光明与黑暗、成功和失败、损失与救赎、希望和绝望，它们贯穿你的故事始终。那一连串复杂的事件让你的生活更加丰富。但问题在于，那些艰难的过往阴魂不散，长此以往会让我们情绪发生波动，产生焦虑，影响到我们的日常生活。

我想教会你如何去解决这些困难，并通过每日自我心理治疗来指导你的人生度过起起落落。

但在我开始教你，让你成为你自己的心理治疗师之前，我们需要做一些基础工作。我知道这很难受，你可能会想"直接给我答案就行了"。但是真相是，你自己就是答案，这就是为什么我们需要从你的故事开始。因为你的故事十分重要，也值得你来讲。

讲述你自己的故事能帮助你将过去发生的事情和现在的你建立联系。你生活中的事情就像拼图的每一块。当你着手将它们拼起来时，你最后会看见一张完整的拼图。这张完整的拼图代表了你是谁，你为什么会这样。举个例子，一个经常被父母独自一人留下的小孩在成年后可能会害怕被遗弃。自我意识来自于讲述你自己的故事——将所有拼图拼在一起——这就是心理治疗的精髓。当你感到沮丧、恐惧或失控时，自我意识会让你产生安全感，变得平静，更放松。它能让你更快地恢复过来。

你的人生故事会把你引入"啊哈！"的惊讶时刻。当你突然开始思考以前的经历时，就会有这样的时刻。无论你是否相信，你的故事就是你的力量源泉。尽管你改变不了过去，你也能从其中得到力量、收获智慧。我相信，除非你真正接受你的过去，接受它本来的样子，而不是你想要它成为的样子，否则任何治疗或自助都无法真正帮助你。

但这并不够，将你的故事讲给他人听也很重要，那是一种自我激励的方式。当你有足够的勇气来讲述你的故事，你也就不再对其感到羞耻。这会带来巨大的改变。

所以，我想邀请你，也许是第一次，来讲述你的故事。

注意事项

在我们进入这部分过程的实质之前，你可能已经尝试和测试了处理你生活中的问题的方法。也许你的故事有几个修改后的版本，根据实际情况，每个都用作不同的目的。

也有可能，在不自觉中你运用了一些巧妙的心理技巧来避免讲述你的真实故事，或者将其改为更容易被他人接受或更恰当的故事。

否定，即当你不想承认发生了什么时。就好比"这挺好"。

缩小化，即为了避免某段经历给你带来痛苦时，你选择无视它以及它带来的深重的影响。就好比"我想情况可能会更糟"。

灾难化，即为了让他人知道你的痛苦和煎熬，你选择夸大经历中的负面影响。就好比"那一切都很糟"。

思维反刍，即（错误地）认为对故事的各个方面进行越多的思考，对你就会有越多的帮助，就好比"以前有一次……又有一次……然后还有一次……"。

解离，即你对待自己故事的态度就像对待他人的一样，或者拒绝接触它来避免被其伤害，就好比"我不太记得了"。

回避，即避免谈论你的故事，因为那会使你不舒服。就好比"我不太喜欢谈论这个"。

幻想，即假装未发生的事情发生了或者发生的事情从未发生。就好比"那非常好"。

压抑，即你埋葬了一些记忆，希望它们能消失。就好比"我只愿意关注未来，而不是讨论这个"。

如果在自我治疗的过程中，你感觉你在不停使用这些技巧，或是讲述故事的改编版，请就此停下，放下主观评断，重新开始你的故事。

我20多岁时第一次去接受心理治疗，我当时认为我"情感上十分平衡"。甚至在周围人看来，我就是那样的。我做好了准备，我觉得将自己的问题告诉其他人是一个明智的主意。在第一段治疗中，我开始用一种非常机械的、排练过的方式向治疗师讲述我的故事。那一切都很好，我很好，我的生活也很好，我的家庭也很好，我的一切都很好，很好，很好！治疗师打断了我，非常平静地对我说："你告诉我你很好，但是你看起来并不开心。"我突然开始大哭，然后重新开始这段治疗。事实是，我并不好，我也不应该伪装自己了。这不仅仅是一种解脱，更是自我了解的全新开始，而我自己无法单独做到这些。这么多年来，谁又觉得"我很好"其实是完全虚假的呢？

我从哪开始？

当我让来访者讲述他们的故事时，他们总会问这个问题。首先，我从不会问他们故事中的细节，因为我认为这会导致思维反刍（深度思考会让我们陷入其中）。相反，我更喜欢电影预告片的模式，因为我能更清楚地看到主题和中心，避免离题。

"电影预告片"由时间轴来实现，有四个步骤：

1. 写出时间轴的初稿（即人生故事）

2. 第二版：再写一次

3. 第三版：写下你的感受

4. 将你的故事与值得的人分享

这种方式会帮助你关注故事中重要的方面，这能在很大程度上起到宣泄的作用。我会鼓励你用新的方式来讲述你的故事，这样你能从客观的层面理性地评估你自己。有时候，我们在讲述自己的故事时很容易对阐述的方式，而不是故事本身投入感情，这样，我们就无法退一步思考，以一种平衡的、合乎逻辑的方式去评估。同样，完全与你的故事割裂开，就像谈论在别人身上发生的事一样来谈论自己，这不是不可能的。

曾经有一个 21 岁的来访者，当我让他写下时间轴时，他递回了一张空白的纸，告诉我他无法回忆起人生中任何值得记录的事情。尽管我意识到这不是真的，但那张白纸表明我的治疗还有很多工作要做，这是一个很好的起点，一个切入点，很真实地反映了他们思考人生时的那种空虚感和割裂感。

但是，与这位来访者不同，你现在是你自己的心理治疗师，你需要投入时间来做这项工作。这部分过程是要点所在，你投入越多的精力，你就能越好地摆脱那些坏情绪。

第一步　写下你时间轴（即人生故事）的初稿

　　唯一有资格写下自己的人生故事的人只有当事人自己。没有任何人能精确地描述你的生活。即使有些人能说出他们所知道的你的一些事情，而那些羞于启齿的话、内心的窃窃私语，以及难言之隐是不为他人所知的。你是自己的故事的专家，你的故事要由你独自地、无删改地、完全真实地讲出来。

　　如何呈现你的故事完全是你自己的决定。大多数人选择将它写下来，但这么多年来我见过各种各样的形式，有图画、诗歌、歌曲，甚至是微电影！选择什么方式并不重要。重要的是需要把故事讲出来。

　　在回忆时，我建议你拿出几个小时的时间，去一个没有人打扰的地方。将这视为重要的事，就好像在参与一个能改变一生的重要会议。找一个对你来说舒适安静的地方。确保你家的狗不会跳到你身上，也最好不是你做晚餐的时间点。这个过程是一个机会，可能对你的人生有巨大、积极的影响。你需要给予高度关注，单独拿出时间。

在你写下故事的任何时候，如果你感到过于压抑，可以停下来休息一会儿，当你准备好了就继续写。如果你认为这对你很困难的话，你可以在专业心理治疗师的指导下进行。这部分可能会让你感到不适，这时不妨这么想：好事多磨。

在我指导你的过程中，我推荐用书写的方式，但如果你想用其他方式的话也可进行调整。

在我们开始之前先看一个例子。假设你40岁了。你想回忆你一生中从婴儿时期到现在为止的所有重要事件。我建议你以大约十年的时间为单位来处理时间轴。例如，0~9岁、10~19岁、20~29岁和30~40岁。

如果你想不起来小时候的一些事，没关系。可能有些家庭故事会涉及你，但如果实在想不起来，不要强迫自己，决定权在你手中。

这是一份时间轴的例子：

年龄	经历（健康、家庭、教育/就业、重要事件等）	意义 那时候这对我意味着什么（比如我很孤独、被不公平地对待，别人伤害了我、拒绝了我）
0~9		
10~19		
20~29		
30~40		

　　首先，你要在每一个方框的顶端写下所有高兴、快乐、值得庆祝的、正面积极的事件对应时间或者时间段。那可能是赢得某个奖项、恋爱关系的开始、找到了工作、考试取得好成绩、愉快的假期、努力得到回报、超棒的派对——任何积极的事件。我强烈建议你不要多想或分析所发生的事情。想到什么写什么。不要主观判断，保持真实才是重点。

　　在另一个方框内，你要做同样的事，但这次写下难过、艰难和消极的记忆，可能是分手、亲人去世、失业、在某件事上失败、被欺负、生病，或者你感到羞愧的某件事。在这个过程中，不可避免地，你会重温一些不舒服的记忆，这会使这一过程的进行变得更加困难。但这是百分之百正常的，所以如果"感觉不好"，请不要惊慌，心理治疗有时确实具有挑战性。直视过往的阴影能带给你成长。就像我有时喜欢说的：没有粪便，庄稼也无法丰收！

无论回忆是好是坏，记住，其他人的想法一点儿都不重要。举个例子，如果有一段记忆能唤起特定的联想，也许是一个年幼的弟弟妹妹出现时你很伤心，或者是一个吝啬的祖父母去世时你很快乐，无论出于什么原因，把它记下来。不要活在别人的眼中，接受它原本的模样。

第二步　再版：进行修改

完成初稿后，我建议你在一两天的时间内不要去想关于时间轴的事情。你的大脑将会处理所有你挖掘出来的记忆，从而可能会浮现出一些新的记忆。

过几天后，带着下列问题再次阅读你的时间轴：

我写下来的这些事件是否真实，和事实一致？

我写下来的这些事件是否包含艰难痛苦的时刻？

我是否粉饰了某些细节？我是否遗漏了某些细节？

我对自己是否完全坦诚？

这些问题是否会让你重新考虑你所写的东西？第一次写的时候是否有遗漏的东西？是否有任何空缺需要补上？事件的顺序是否需要进行调整？如果是，就着手修改你的时间轴（记住，在你开始之前，如果你想的话，也可以保留一份原时间轴的样本。对比故事前后的改变将会很有趣）。

如果你的某些回忆没有很好地与时间轴对应，单独把它记下来，如果需要的话，将其保存妥善以便进行回顾。

第三步　第三版：你有什么感受？

到目前为止，我们一直在关注你的故事的细节。现在，我们也需要谈谈那些奇怪的感觉。

在我们进入下一步之前，我需要提醒一下关于感觉的一些事情。许多人认为，我们应该一直保持"乐观积极"的感觉，而"负面消极"的感受意味着生活中的某些方面出现了偏差。部分原因是良好的感觉确实更好，部分原因是我们经常被社交、网络、印刷媒体和商业广告洗脑：我们应该有一个积极的心态。但你肯定不会一直感觉良好，因为完整的生活都不会一帆风顺，充满了各种各样的负面情绪和艰难时刻，而我们正是从这里面来反思和学习的。和积极的情绪一样，消极情绪的出现也是有原因的。事实上，我觉得我们的感觉就像是情绪的"晴雨表"和指示牌。生活就是各种复杂的感情体验。如果没有艰难时期的那些经历，我们又怎么能珍惜欣赏那些美好的时光呢？

简而言之，所有的情绪的产生都是在帮助你、指引你。与其将它们分为"好"和"坏"，还不如去欢迎它们，去将它们视作有趣的东西。这会给你带来前所未有的释放。

现在让我们回到你的时间轴。抽出时间仔细考虑：当你回顾你之前人生的故事时——无论第一次还是第二次，你有什么感觉？也许有些反应让你感到惊讶，或许有时你并没有感觉到你想要的感觉。用不同颜色的笔，记录下当你回忆你的重要生活事件时产生的感觉。我希望你能对这一系列环绕着你人生重要节点的情绪怀有好奇心。如果出于任何原因，你无法感觉到任何的情绪，这也没关系，只要这有助于你认识你自己就好。又或许你很难去定义你的一些感觉，这也没问题，但那是你需要努力解决的一些问题。

记住，在这个阶段，你没有带着感觉去做任何事情，你只用去发现，然后去感觉你所发现的事情。在这种感觉之下，可能会有一些新的信息或者一些令你惊讶的时刻，让你发出"啊哈"的惊呼。但不要强迫自己那么做，自然一点就行。

我记得在我自己的心理治疗中，我也做了这个练习，并且发现了一些有趣的东西。我回想起当我还是个青少年的时候，我在学校组织的旅行期间十分想家。远离家庭让我十分不安，但是这也意味着老师要开车带我回家。当我探究自己对于这件事的情绪时，我注意到，当我以前以为自己只是担心离开时，我感到尴尬和羞耻。这些尴尬和羞耻的情绪告诉我，事实上我担心的是让父母失望。过了几年后，我意识到这件看似微不足道的事情让我形成了一种信念，即我需要把事情看清楚，以避免尴尬或羞耻。

如果我们愿意的话，这些感觉能教会我们很多迷人的东西。在第三章中，当我们为你的故事绘制路线图时，我们会详细讨论你可以从过去经历所带来的情感反馈中学到什么。但是现在，注意自己的感受，并问自己"我想知道那是怎么回事"，这就足够了，你会慢慢意识到的。

在练习的过程中，我强烈建议你不要过度思考、过度分析以及翻来覆去地思考过去的事情或者是你的情绪感受。有些记忆的分量比其他的更重。有些情绪反馈没有任何意义。高兴的回忆或许会唤起伤感的情绪。记忆中的艰难时期也许会引发一系列的情绪，甚至是一种麻木感。情绪反馈没有对错，你的情绪就是你的情绪。但是它们会告诉你你是谁，以及怎样应对生活，我保证。

除了记录你对过去特定事件的反应外，反思设计时间轴的整体体验也可能很有用。下面是我最常得到的一些反馈：

- 我对此十分享受

- 这令我很难受

- 我尽量去避免那些

- 我在不断拖延

- 我想快点完成

- 我只想逃避过去

- 这令我非常惊讶

- 我掩埋了许多回忆

- 我忘记了许多美好的时刻

- 这让我很情绪化

你坐下来，写下时间轴的体验就像你对过去事件的情感反应一样清晰可见。所以你会明白，当我在写下我自己的时间轴时，我感到很不舒服，因为我要去面对我一直在逃避的那些事。而这种不舒服的感觉也反映了我的逃避。我意识到，有时，我在尽量逃避人生中那些不愉快的时刻。

在练习中，你个人的感受也许不会在目前起到作用，那没有关系。在第三章中，当你"标出"你的故事，并将它与当前生活联系在一起时，我们再来解决这个问题。

第四步　将你的故事分享给值得的人

有这么一个说法："每个人都是一本书。"我觉得很有道理。每个人都有他独一无二的故事。更重要的是，每个人都需要讲述他们故事的机会。当你在讲述故事的时候，你会被看到、听到，被认可。

我从事保守治疗（临终关怀）多年，偶尔我也会接待那些濒临绝境的人，他们从来没有机会讲述自己的故事。有时候，他们会与我分享这些故事。这些时刻如金子般珍贵。我也很荣幸能够聆听他们的故事。我看着他们的眼睛，随着他们讲述自己的人生旅途，他们的双眼一会儿明亮一会儿朦胧，这真的是令人难以置信的感动。我已经数不清我听到过多少想自杀的人说：

- 能把这些告诉别人真是一种解脱

- 我很高兴有人能知道这些

- 谢谢你听我说

- 我本以为没人会对我的故事感兴趣

- 我感到如释重负

那种如释重负的感觉在每个故事中都有所体现。

现在，你还活着，你有充分的机会去完整地、骄傲地讲述你的故事。你不必等到人生结束的时候，或者更糟——你始终未将其讲出来。而现在就是时候，因为到头来，当下才是我们所拥有的一切，没有人知道明天会发生什么。

如何讲述你的故事

我会尽量避免给出一种规范的方式，只有你自己才知道如何讲好你的故事，因为故事是你自己的，没有比你更适合讲述的人。

我在这所要做的，就是向你分享几个小建议，来帮助你从过去的经历中学到更多。

首先，选一个你喜欢的人。向他们解释：你在列一个人生的时间轴。当我接待来访者时，我总是建议他们选择一个真正的朋友，他们通常会是：

- 能够在你身边的，不放弃你的

- 能够接受你的一切的

- 真正关心你的

那些站在自己的立场对你评头论足、对你所分享的故事有任何不敬的家人或者朋友，远离他们。

我还是会强调，如果你的过去让你感到非常压抑，或是让你产生了很深的创伤，请不要犹豫，立马寻求专业医师的帮助。与他人交谈能解决大多数问题，但要注意，有时专业手段的干预也是必要的。

找一个安静、私密的地方，而不是酒馆或夜店，这里就是你的主场。将你的时间轴分享给其他人，将你的故事实实在在、毫无悔意地讲出来。记住，这是你展示自我的时刻。卸下防备和"社交盔甲"，展现真实的自己。这需要巨大的勇气，而你无所畏惧。

在讲述自己故事的时候，尽量不要跑题，不要让你的同伴引导你。按照自己的节奏去讲述故事。在你需要的时候停下来，呼吸、微笑、哭泣，为你改变自己的每一步感到自豪。

这部分结束后，开始寻找你的故事中有哪些方面可以补救。这就是"标记"的过程，日后，这会帮助你完全理解你是谁、你为什么会这样。关于这部分详见第三章。

现在，就由你来讲你的故事吧。

奈杰尔的故事

我发现，分享案例总是很管用，因为它们总是给生活带来或者澄清一些问题。

奈杰尔是一家大公司的职员，他带着三个问题来到我的咨询室：

- 焦虑（通常在周日晚上到达峰值）

- 人际关系

- 挫败感

他不理解自己为什么会有这样的问题。他工作能力很强，对人热情，职场很成功。但他还是会破口大骂："这些屎一样的感觉真是糟透了!"我坚信能解决他的问题，我向他保证。

在简要介绍后，我们开始研究他的时间轴，虽然他并不喜欢这个。当他想到接受治疗是为了让他"开心"，而不是沮丧时，他就很不耐烦。但时间轴确实能起作用，帮助我们理解他为什么受折磨。

他来自一个充满爱的家庭，他也不认为自己人生中有过很大的创伤。当然也有过一些起起伏伏、心碎、分手和其他难过的时候。但总体来看，他人生有一个关键时期在他的时间轴上有巨大的反馈。

在奈杰尔 11 岁时，他去私立学校上学。他的父母相信这对他有好处，但是他并不开心，因为他的朋友们都在家乡当地上学。他从来没有告诉过父母，因为他担心这会让他们失望。他也想过去上戏剧学校，但他知道这并不是父母想要的，这给他带来了挫败感。

他也讲述了他对周日的担忧和畏惧。周日晚上的糟糕感觉一直伴随着他，在治疗过程中，我们发现他公司的工作其实是学校生活的延伸。他不喜欢那份工作，他并没有过上他想要的生活。他现在理解了他的焦虑。

　　奈杰尔还发现，当他去私立学校上学时，他感觉没有人真正理解自己。现在作为成年人，他知道父母那么做是为了把最好的给他，但当时他只是一个十几岁的孩子，他觉得父母并不在乎他的想法。这使得奈杰尔难以信任想要和他亲近的人。他说为了避免被拒绝，他曾经故意破坏过一段恋情。这种对人的不信任从未得到解决。

　　如果奈杰尔无法鼓起勇气讲出他的故事，我们永远也不会找到他痛苦的根源。他现在完全理解了他的焦虑、人际关系问题以及挫败感从何而来。在这之后，他在专注于忘却那些关于信任、他自己以及别人的无用的信念。

第三章　破镜重圆

　　在我展开谈论接下来的话题之前，我用了"破镜重圆"这个比喻——我认为它能完美诠释我想说的话：心理治疗就像是拼图。人生中的起起落落就是一块又一块拼图，而将它们拼起来——你就会理解你的身份和你的行为——整幅图画清晰可见。拼图缺少任何一块都是不完整的，我们需要所有的零碎部件。

　　同理，当我们着手于我们的故事时，不能只关注那些让我们感觉良好的经历。想要理解自己，必须要理解所有的故事，即使这意味着我们要面对一些糟糕的感觉，直面我们表现得不好以及感到渺小的时刻。

　　你也许在想，为什么理解自己的故事如此重要，毕竟，那都是过去的事了。我数不清我在咨询室听过多少次这样的话：

"我真的要这么做吗？"答案当然是肯定的！因为在你的故事中，有些如宝石般珍贵的信息，它们能帮助你提高一种意识——你的生活是可以改变的。你的故事带给你的力量比你想象的要更加强大。

我想再次强调：没人能像你一样讲述你的故事，也没有人能像你一样去理解自己的故事。我只能提供指导，你才是自己人生的权威。我经常这样提醒我的来访者。我永远都不可能知道这些来访者在他们人生中到底遭遇了什么。也许我可以进行推断，与他们产生共鸣，但是我不可能真正与他们感同身受。

这让我想起了一个来访者，朱莉。她告诉我在她十岁时，她第一次上学却没有一双新鞋穿，这段回忆让她很是痛苦。其他孩子似乎都有新鞋穿，而她却没有。在那时，她的家庭正在遭遇经济危机，而她的父亲整日酗酒。她在讲述这些的时候泣不成声。一开始，我以为她的沮丧来自面对身边同学时的尴尬或其他与羞耻有关的情绪。但是我错了，她的压抑源于记忆中生理上的疼痛，因为她的鞋子太紧了，而她没有告诉她的母亲。朱莉觉得，她不能让本就负担沉重的母亲雪上加霜。她害怕她的需求会给家庭带来更大的压力，最后支离破碎。因此，她学会了默默受苦，不仅是孩童时期，也包括她成年后的大部分时间。她人生中不曾开口的需求和对麻烦他人的恐惧使得她不停落泪。在心理治疗中，她讲出了她的故事，让她的人生片段重新拼凑完整，最终改变了她。如果没有进行心理治疗，她的余生可能都要经受这种折磨。

这就是为什么你的故事如此之重要，这也是为什么只有你才能理解你的故事。

我如何将过去与现在相关联？

现在，当你讲完了你的故事后，我会在本章中告诉你如何去理解它。我们要把你人生中过去的事件与你的现状联系起来。这会帮助你理解你自己。

我们的第一步是：弄清楚现在，你的困境到底是什么。

然后，我们会回到你的时间轴，在其中寻找可能导致你纠结的时间段或者事件——也就是寻找根本的起因。

最后，我们可以开始制定解决问题的方案。其中包括你将在后续接触到的每日自我治疗等方式。

记住，我们目前做的都是基础工作。之后我们将会见证你如何一步一步成为自己的心理治疗师——但是现在，我们先关注下列问题：

- 你目前的困境是什么？
- 你的故事能怎样解释你的问题？

你目前的困境是什么？

我觉得这是一个棘手的问题，如果你和我一样，你的答案每天都会改变。这很正常。我们的对生活的想法、感觉和反应总处于一种不断变动的状态——就像天气一样。有一些消极的方面总是不断出现。而我们的日常生活又过于繁忙，难以意识到那些折磨我们的各种问题，除非我们选择积极应对我们的情绪、思想和行为。这也是为什么我们着重于关注情感状态的波动。一旦你意识到了阻碍你前进的主要心理问题，你就可以在生活中做出改变，这将有助于解决这些问题。意识会帮助你重新回到生活的主导位置。

我们感觉的变化就像一转眼从僧人变成绿巨人，这非常神奇。

最近，我总在乡下散步、冥想、感受世界的宁静。有一次，我很不优雅地掉进了一条沟里，发现自己浑身都是牛粪。当我挣扎着站起来后，我的想法和情绪很快就改变了，开始一路骂街。

幸亏，我能很快调整回心境平和的状态，对此一笑而过——这是我从心理治疗中学到的。但大多数人难以对生活中的起起落落做出正确的反应，从而使自己陷入无益的情绪状态。如果你觉得这听起来很耳熟，那么很有可能某些情况正在引起你负面情绪的循环。

你可能很难理解你的主要问题是什么。我有一些见解，或许能帮到你。我在医疗机构工作了 30 年，在这期间，我亲眼见证了很多人身心的痛苦与折磨，而大多数人的痛苦归属于以下四类之一。

大多数治疗类学科的研究支持我的想法，有些模型只是用了其他的术语。

四种痛苦分别是：

1. 缺乏自我价值

2. 缺乏安全感

3. 感到绝望

4. 质疑自己是否被爱

我们马上会进入这些方面的细节部分。留心它们与我们之前所谈论的蛋糕的底层——基础核心信念有着怎样的联系。

在每个痛苦的类别下也会有"子类别"。举个例子，自尊心弱的人可能同时对社交感到焦虑。这意味着你很有可能正在经历一连串的心理折磨，而你本认为这些感觉需要分开进行处理，事实上它们全部是互相关联的，可以被一起解决。

也有可能，你的心理障碍似乎没有被这些类别明确涵盖，但事实上也会与它们紧密相连。

当提及一个人的状况时，它并不是非黑即白的。无论你的困境是什么，试着将它与这四种类别联系起来。

我们的关键是弄清自己的困境是什么。如果对此没有一点想法，我们是不可能继续前进的。我也不希望听到任何无关痛痒的话语，尽管我每天都在听：

"这并没有那么糟。"

"这已经算好的了。"

"其他人更不如我。"

"没必要总想着那个。"

"我就这样。"

如果在读这几句话时你笑了，那么我提醒的人很可能就是你！

现在，让我们深入这些心理障碍的细节，记住：将你的痛苦与这些类别联系起来。

四种类型的痛苦

1. 缺乏自我价值

低自我价值在不同人身上会带来不同的行为和感受。但是根本上而言，低自我价值会带来自己"不如其他人""配不上"以及"不够好"等感觉，尽管没有证据能证明这些负面情绪。它们会在很多方面表现出来，从缺乏自信、逃离人群或某种情境、自我限制到带有一种强烈怀疑、质疑、自嘲甚至自我憎恨的意味与内心做斗争。你的生活充斥着缺失感，总是处在亏欠和不适的状态中。

还有种情况是，其他人看起来比你更好，无论你怎么努力，其他人看起来过得都比你更好。低自我价值会影响你的家庭、个人和工作以及你的各个方面。你会觉得所有事情都是一场艰难的战斗。你也许会用酒精、毒品、食物或任何能改变你精神状态的物质来缓解这种情绪。或者，你可能会发现自己陷入了讨人喜欢、过度补偿、完美主义的行为模式中，并退出了自己觉得无关紧要的活动。

你的生活会进入一直试图隐藏或弥补"我不够好"的状态。如果你感觉情况类似，尤其是你刚刚意识到这个问题，这一部分对你可能略有艰难，你现在甚至会感到不安。感到不适是好的标志。不要逃避它，因为它会让你意识到你是否真的足够好了。

2. 缺乏安全感

在所有心理治疗中，安全感是首要目标。同时，它对我们的发展也十分重要。当我们有安全感时，我们在生活的各方面都会蓬勃发展。而反之，当我们不安和被威胁时，我们只会倍感折磨。换言之，我们会感到焦虑。不幸的是，并不是每个人都能在让自己感觉安全的环境中长大。许多家庭充满冲突，许多邻里犯罪猖獗。许多人如果遇见任何的不同，如肤色、种族、性取向、宗教或性别，就会感到威胁。我见过很多人，他们在充满战争、分裂、压迫的国家长大。我也遇见过许多人，他们遭受暴力、威胁、虐待、欺凌或辱骂，这些经历有时甚至来源于家庭成员。

总而言之，我们生活的世界是不完美的，有时候是不安全的、一团糟的、难以预测的。因此，可以理解的是，许多人在成年后仍感到不安、脆弱、担惊受怕。他们的大脑已经经常性地感到威胁和焦虑。人们认为他们应该强大、承受能力强、能控制局面，但这一信念加剧了人们的焦虑，让问题进一步恶化。心理治疗的手段能"重装"大脑，使得它不那么容易感受到持续的威胁。

3. 感到绝望

你是否注意过婴儿会对着其他人笑？婴儿没有判断能力。他们不会看到人们身上的恶。他们带着惊叹注视着一切事物，对所有可能性感到兴奋。世界是一个有待探索的地方。婴儿们很容易满足，他们只需要食物、水、庇护和关爱。当没有满足他们的需求时，他们就哭，但是放松时也很容易安定下来（大多数时候是这样）。我能想象到在经历一个无眠的夜晚后，一些疲惫的父母揉着眼睛的场景。

但是情况不会永远如此。婴儿们很快就会长大，开始学习各种互动、吸收各种经验、了解各种情境。根据具体环境，一些人觉得世界是一个安全的地方，而另一些人则认为它是可怕的、不安全的。对于后者而言，他们遇到的人可能会生气、不满、失望或缺席。他们所处的环境是十分艰难的，部分人甚至很贫穷，对于这部分人来说，他们难以保障基本的生活条件，也无法找到合适的工作。他们也可能总听到消极悲观的话语和评论。无论是直接还是含蓄，他们总是会听到：希望是属于其他人的，不是你的。

这些经历是他们的常态，情绪问题同理，他们一直处于压抑、缺乏动力的状态。他们好像已经认命了——他们就是在走向一个又一个绝望。

没有人愿意选择走向绝望。他们被生活压迫，最终崩溃。绝望是有征兆的。幸运的是，人可以有新的经历，因此能治愈过往。重新充满希望是大有可能的。在过去的 30 年的职业生涯里，我每天都在目睹这一切。心理治疗由希望驱动，在我们的共同努力中你能够感觉到。如果你现在看不见希望，花费一点时间和努力后，我保证情况一定会变好。

4. 质疑自己是否被爱

不知你是否注意过，许多大热的歌曲的主题都与爱、心碎和痛失我爱有关。"你所需要的是爱""情不自禁坠入爱河""我将一直爱你""金钱无法为我买来爱情"……

爱总能俘获人心，没人能拒绝爱。我们都知道爱能让世界更好。无论你对爱的定义是什么，不可否认的是许多人都渴望爱。

爱就是心有灵犀，是感同身受，是互诉衷肠，是心心相印。我们都渴望有一个归属，有人陪伴，不再孤单。而在爱缺失的时候，我们也许会想："我是否受人喜爱？"

我们并不需要因为自己单身而质疑自己是否值得被爱。有些人就算处于恋爱关系中时也会产生这样的疑惑，有时是因为之前的恋爱关系或经历。多年前，我听到一位耶稣会牧师的一句名言："如果你看到了我的真面目，你还会爱我吗？"这句话的意思是：许多人质疑自己是否值得被爱，因为人们觉得自己的缺点使得自己难以被爱。而我认为，我们的不完美正是让我们值得被爱的地方。

如果从未有人告诉你他爱你，那么我希望你这样想：在你生命中，有些本应该爱你的人没有履行好他们的职责。这并不意味着你不值得被爱，可能只是因为有些人不知道如何表达爱。举个例子，有些人的父母并不知道如何向儿女表达爱，他们就是不知道该怎么做。然而，我们也必须考虑到，也许他们也从未感受过爱。不表达的爱，或是表达爱的能力确实是可以代代相传的。形容这种情况，我认为的一个很好的表达是：

"每个人都有错，但是没有人应该受到责备。"

无论你的爱的经历是怎样的，相信自己是值得被爱的，这是你通往美满人生的关键。倘若无视这点，人生的道路将变得曲折。现在，我们将一起来直面你的想法——你不是那么值得被爱（如果你确实这么想的话），因为无论你是谁，无论有怎样的故事，无论犯过什么错误，你都是值得被爱的。我们都是值得被爱的，我们生来如此。

一点小练习

我仿佛听到了你在叹气，但这是值得做的。

让我们将这个练习分解为可管理的部分，探索你如何思考、感受和表现，这与我们刚刚涵盖的四个类型有关。你可以不用涵盖所有的类型，选择一个你感觉与你自己最相关的。举个例子，如果你感到足够安全，就不用在那个部分浪费时间。现在你来决定自己需要关注什么。

首先，我想说的是，心理治疗并不像泡温泉那样，你不会总是感到舒适和放松。有时我说的话你也不会喜欢，让你想把书扔到一边或者骂我几句。没事，这些我以前都听过。治疗师们都会重复那个老生常谈的说法："没有痛苦，没有收获。"

但反过来说，心理治疗有能力将你改变，我保证你不会重蹈覆辙。我之前这么说过，但现在还是需要重申一下：心理治疗并不是无时无刻都该让人感觉良好，许多人对此都感到失望，但是心理治疗本就不应该一直让人感觉良好！成长并不容易。感到不舒服的时刻往往是最强大的时刻。有时候，当你接触到一些真实的事情时，你可能会感到难受。你会感到抗拒、愤怒、悲伤、沮丧，或者想要逃避即将出现的感觉。我强烈建议你尽可能多地去感受。它们不是无缘无故地出现，也不是毫无目的地出现。记住，当你在接受心理治疗的过程中感到难受，你正在变强。

练习 1 找到是什么在折磨你

当你决定了你想要关注四个类别中的哪一个时，一次性挤出时间去关注其中一个，这样你就不会被打扰。如果可能的话，每个类别都花费 30 分钟。针对每一个类别，我建议你思考下列问题并记笔记。例如，如果你正在解决"绝望"这个类别，在回答问题时牢记相关的主题。

有些问题略有重叠，你的回答也可能相同，这很正常。

再次提醒这四个类别以及平日里和它们相关的例子：

缺乏自我价值：缺乏自信、自我怀疑、害怕挑战、自我批判、感觉自己没有价值、感觉自己不够好

缺乏安全感：容易焦虑、感到恐慌、恐惧，逃避新环境，拒绝新的选择，过于警觉

感到绝望：感到压抑、缺乏动力、放弃生活、逃避人群、自我放逐，有自虐倾向

质疑自己是否被爱：难以处理人际关系、不重视自己、逆来顺受、自我否定、无视自己的需求、妄自菲薄

在此提醒：这个过程只是让你简单地认识是什么在困扰着你。无论结果是什么，对自己的反应都要保持好奇。

四个类别的反思和问题

1. 我对自己、他人和生活的思考方式是否特别消极、批判、恐惧或糟糕？我是否怀疑自己和他人？还是怀疑他人的意图？

无论想到了什么都写下来，包括这里没有列出的、其他任何不好或者没有帮助的想法，以及这些感觉出现时的场景和情况。比如，什么时候会发生这种情况？多久出现一次？有没有特别的事物或情形会触发这种感觉？思考这些问题能给你带来意想不到的感觉，激发对其他事情的想法。记住，你只需集中于练习中发生的事，也不要想着在这一阶段就能解决所有问题。如果想到了某个特定的事件，就把它们写下来。例如，你发现自己有转移或者抗拒赞扬的习惯，最近一次是你昨天为你的伴侣做了一顿丰富的生日晚餐，但你不理睬对方的夸赞，只表示"这没什么"，尽管你花费了数个小时来做这顿饭。你会想到很多这样的事件。实质上，你正在将你的行为习惯在每日生活中展现出来。

下面，我们来关注感觉方面。

2. 我是否在生活中经常感到害怕、脆弱、不安和孤独？是否总习惯性感到难过、被误解、空虚、被孤立？被抛弃的感觉对我来说是否是一种常态？

无论想到了什么都写下来，包括这里没有列出的、其他任何不好或者没有帮助的想法，以及这些感觉出现时的场景和情况。思考生活中能作为该问题范例的相关事件。问问你自己：是否有些感觉比其他感觉更容易出现？当它们出现时你会怎样应对？比如，你是否会试着去阻断它们？

下一步，我们来关注行为方面，这是最有趣的部分。

3. 我的行为是否有自毁倾向？比如，酗酒、吸毒、防御性的暴躁、大声喊叫、具有侵略性、花费很多时间责怪他人，欺凌、欺骗他人？

无论想到了什么都写下来，包括这里没有列出的、其他任何不好或者没有帮助的行为。

现在你已经围绕四个类别，在思维、感觉和行为方面进行了思考和确认，我希望你坚持一个想法，在阅读这本书的过程中一直坚持下去。

包括你在内的每个人，天生就足够好，任何与之相反的观点都是人为或环境灌输给你的错误想法。

我们的任务就是帮你忘掉那些毫无作用、没有营养的想法。为了达到这个目标，我需要帮你理解人生经历会如何影响你的现状。

你的故事怎样解释你的问题？

在我们感到折磨时，其背后的根源通常不止一个。需要知道的是，在我们还是儿童，处于成长发育期时，我们的大脑就像海绵一样，会吸收我们听说过、经历过的任何事。儿童没有像成年人那样的分辨力。如果有人总是说一个孩子"蠢""胖"或者"丑"，久而久之孩子就会将其当作事实。如果一个小孩总被拿来和他的兄弟姐妹作比较，被告知自己不如他们聪明或者好看，"不如别人"的想法就会逐渐进入他的思维。

就我而言，大多数类似的伤害发生在家庭里。我并不是责怪父母或是家庭，而是陈述我所看到的事实。许多家庭的运转基础都不正常。父母并不是有意伤害孩子，但是确实做出了那样的行为。你知道他们会说什么："为什么你不能像你哥哥一样聪明？""别烦我，离我远点！"或是"你真是又懒又自私，一点都不懂感恩。"

在许多家庭里，对于孩子都有相互比较、削弱信心、批评批判的行为，或是对其有较高期望，这都会引发问题。当这些行为总是发生时，负面信息（无论是什么）就会被强化，它会影响大脑的神经通路和习得性情绪反馈。下面我来举一个例子。

当一个孩子在成长时，他的父母告诉他他以后会成为一名优秀的足球运动员，甚至希望他为英格兰队效力。他们希望孩子能拥有一个成功的职业生涯，但是孩子天赋平平。每次比赛结束回家，父亲都会批评他踢得不够好，并告诉他应该更努力。每场比赛结束后都是如此，久而久之，他感到羞愧，认为自己"只会让人失望"。从这之后，他开始形成一种想法，那就是他不如其他人，他不够好。因此，一个新的神经通路在大脑中形成，除非他能成功，否则他就是不够好的。他的个人价值受到了损害，形成了低自我价值的认识。

这些负面影响也存在于家庭之外，来源于不同文化、宗教、学校、对于性别的刻板印象以及各种媒体（尤其是社交媒体）。身边的人不停告诉我们我们应该是什么样！我非常熟悉这些因素能给人带来怎样不利的影响，以及改变身边的人的评论的重要性。

你怎样将故事与现在的困境关联在一起？

到目前为止，你已经确定了你所面临的最大问题，并且你已经完整地讲述了你的故事。

现在，我们将把这些碎片拼起来（就像之前提到过的拼图）。你将会回答下列问题：

我的故事中，哪些部分让我能理解为什么我会时不时缺乏自尊心、安全感，感到绝望以及不值得被爱呢？

当你在思考或是回答这个问题时，产生了某些情绪或反应，和之前一样，想到什么就记下来。最理想的状态是，对你产生的任何情绪反馈保持好奇心，但不要被它们打搅分心。

练习2 如何将你的故事日常联系起来

首先，我希望你回过头来，再读一遍你的故事，观察是否有任何事能立即抓住你的注意力，或与你目前的痛苦（我们之前探讨过的四个类别）产生联系。例如，我有一个来访者叫杰森，他注意到，他一生中从家人那里接收的微妙信息中有一个反复出现的主题：不要对生活太热情，这样你就能避免失望。这几乎是家庭格言。成年后，他发现，这是他感到间断性压抑和绝望的主要因素之一。

在探索那些"啊哈"或者"豁然开朗"的时刻，期盼那些"理解痛苦"的时刻时，记下任何脑海中浮现的想法。

下面是一些思考性的问题，或许能帮到你。

1. 我的家庭生活对我现在的主要问题有怎样的影响？

比如：我是否被关爱？是否被尊重？是否被倾听？

2. 我身处的环境对我现在的主要问题有怎样的影响？

比如：我是否被接纳？我是否能融入其中？

3. 我的宗教信仰对我现在的主要问题有怎样的影响？

比如：宗教带给我的是否让我感觉良好？

4. 我的学校生活对我现在的主要问题有怎样的影响？

比如：我是否遭受欺凌或羞辱？

5. 我人生中的一些关键事件对我当今看待自己有怎样的影响？

比如：我是否关心我的家庭成员？我是否太胖或是满脸痤疮？我是否遭到性侵犯？

6. 我的人际关系（家庭、朋友、工作、爱情）对我现在的主要问题有怎样的影响？

比如：我能否想起任何不健康的关系？

7. 找出故事中任何与当前的主要矛盾以及你如何看待你自己有关的细节。

现在，我来重述一下这部分的要点。心理治疗师很喜欢重述要点，希望你不要介意。

到目前为止，你已经：

- 不带粉饰和评判，完整地讲出了你自己的故事

- 找到了你自己主要的心理困境

- 将你的故事与困境联系了起来

- 对于你的困境有了更好的理解

在下一章，我们会继续进行基础工作——基于目前你对自己的了解来判断：未来，你到底想要改变什么。

人们总是错误地想：心理治疗就是谈话。并不是！这是一种基于谈论去感受、回应和了解你想要什么和你在做什么的生活方式。把它当成马拉松训练：你不仅仅要去健身房和买新的运动鞋。我会教给你一些方法，使你对这种生活方式习以为常，习惯成自然。

它会让你向前看、朝前走。我并不知道你对你的未来有什么要求。但是我能给的建议是：从你的过去打捞起那些珍贵的事物，并使其成为你光明未来的一部分。面对困难，我们没有捷径可走，但是你现在付出的努力将会得到十倍的回报。

第四章 好的，现在呢？

我相信你听过这个说法："打开潘多拉魔盒。"在古希腊神话里，潘多拉魔盒一旦打开，将会释放出人世间所有的邪恶。我经常从那些对参加心理治疗犹豫不决的人的口中听到这个表达。"我不想打开潘多拉魔盒，谁知道会发生什么？"可以理解，他们担心治疗会唤醒埋藏已久的痛苦记忆，也不确信心理治疗是否最终能治愈他们，但这种担忧是没有根据的。

当你回忆、探索你的故事时，你唯一所能得到的东西就是事实与真相。也正如一位智者所言："真相会让你释然。"即使你不喜欢那些真相和故事中的阴暗面，它们最终还是会引导你过上更好的生活。只有你足够勇敢，能去面对那些把你塑造成现在模样的过往，你才能重新夺回你对生活的主导权，并做出所需要的改变。在这一章，我们将讨论这个问题：敢于去想象更好的未来，敢于改变你的生活。

但首先，我们需要先谈论一下恐惧——阻止你改变生活、变得更好的因素。

有些来访者对治疗毫不在意。他们会告诉我他们的故事没有问题，但在理解它时，他们就不知所措了。他们突然意识到，未来可以和他们所设想的完全不一样，对于有些人来说，这是一种解脱，但对于他们而言，这太恐怖了！

赛琳娜是几年前来我这咨询的一位女士。她被诊断出患有严重的疾病，但谢天谢地的是，她的预后很乐观。当时，她正处于人生的十字路口，并将自己的重病描述为"敲响了警钟"。随后我们便进入治疗。她十分诚实、坦率，工作十分努力，对谈论的话题没有任何避讳，也很乐意接受建议。但是一段时间后发生了一些变化，我问她："好的，现在呢？你对未来有什么期待呢？"她无法回答这个问题，房间里的气氛也瞬间凝固了。我有些困惑，她已经讲出了她的故事，也理解了她在生活中某些方面挣扎的原因，但她就是不能再进一步。很明显，我的问题让她感到困扰，因此她认为这些治疗对她毫无用处，她不想继续下去，不仅仅是现在，以后永远都不会再继续。我试着和她继续探索其中的缘由，但是她十分抗拒。

当赛琳娜准备离开房间的时候，是我给她开的门。我对她如此坚持退出感到惊讶，因为不知道该说些什么，我只能保持着沉默、平静的态度（作为一名心理治疗师，当遇见很有挑战性的时刻时，通常会采取的方式）。赛琳娜离开了，我决定把咨询室的门打开，呼吸一些新鲜空气。但是赛琳娜出去的时候自动地关上了门。我礼貌地将门再打开，以此表明了我的意图。但她又把它关上了。对于任何在等候区观看的人来说，我相信这看起来像是治疗师和来访者之间的拉锯战。在混乱之中，我十分正式而又平静地向赛琳娜表示我想把门开着。她停下来说："我会考虑的。"她认为我的意思是我会一直为她敞开心理治疗的门！

有时回想起这段经历，我认为，我们俩潜意识里的想法在看似毫不相干的行为（从我的角度来说）和赛琳娜对那些行为的解释（从她的角度来说）中得到了展现。我的大脑让我把门打开，透透气，而事实上，我希望赛琳娜能回来继续进行治疗，解决关于她未来的问题。而赛琳娜对我想法的正确解释表明了她潜意识里渴望重新接受治疗。看似不经意间发生的，或是毫无关联的行为往往背后藏有深刻的意义。心理分析专家对此进行了很多论述，我们不再赘述。

一周后，赛琳娜又重新回来预约咨询。有人在想不通的时候放弃咨询，经过一段时间的思想斗争后又重新回来，这很常见。她回来后，我们又一起讨论了在她身上正在发生的一些事情。她从未想过自己一生想要什么。没人这么问过她。她总在不停地讨好他人，她不愿意自己做决定，而是让别人替她做出决定，甚至是那些她控制之外的决定，以此来"引导她"。我的问题迫使她正视这两者——难以接受的现实，以及这种让她感到熟悉安全的行为模式，她在之前的生活中将其建立，而现在她需要将其放弃。我要求她审视充满新机遇的生活。这并没有启发她，而是让她感到不安。谢天谢地的是，她最终意识到是恐惧在阻挡她前行，我们也成功解决了问题。

我在想，当我问出"现在呢""你未来想要怎样的生活"

这些问题的时候，你是否和赛琳娜有着相同的感受？停下来，专注于它们所带来的感受。

也许你有着下面的一些感觉和情绪：

- 脆弱

- 不情不愿

- 愤世嫉俗

- 怀疑

- 恐惧

- 焦虑

- 情绪不稳定

- 激动

- 希望

- 好奇

- 自由

- 放松

上述结果不分对错。对关乎未来的问题，如果你的反应是负面消极的，这很正常。你的反应在告诉你：恐惧，或是以前的思维模式在阻碍你为自己设想一个积极的未来。而好消息是，你可以对其做出改变了。

同样地，积极的反应表明，你有能力并且已经准备好做出改变了。

心理治疗的最大好处在于，对于有关未来的问题的积极反应或消极反应都能成为你的优势。你可能感到恐惧、怀疑或是脆弱，但随后它们就可以使你更加强大。正如我之前说的那样，心理治疗并不总让人感觉良好，至少开始的时候是这样。但是随后，我们能处理自己产生的所有情绪。我们甚至会感恩它们赐予我们的力量（这是它们的功能）。情绪会帮助我们，引导我们人生的路。它们就像我们内部的警卫。如果你还是个孩子，你在自我治疗中经历的情绪可能会压得你喘不过气，但是作为一个成年人，你可以处理出现的任何问题。有时候你只需要提醒你内心的那个孩子（我们内心都有个孩子）——你成年人的那一面会来处理这些问题。

你目前对你的生活有多满意？

在考虑你的未来之前，回顾目前生活中的顺心事和烦心事也是十分重要的。

接下来，我们将通过一个练习，来让你回顾、评估目前你对生活各个方面的满意程度。练习的结果会作为你未来进行比对的基准。

我在下面列出了生活中的各个方面，我希望你停下来并思考你目前对这些方面的满意程度，然后按照下列标准进行打分。

8~10：非常满意

6~7：满意

5：有待提升

1~4：不满意

如果有任何你认为很重要的方面，而我却忽略了，不要犹豫，直接将其添加进去。

- 迄今为止的成就

- 工作/学校/职业生涯

- 经济状况

- 家庭状况（家庭生活实际上和情绪上的幸福度）

- 现住地

- 社会地位

- 外貌

- 友谊

- 爱情

- 精神

- 家庭生活

- 有趣的事

- 自信

- 价值和原则

- 自顾（在生理上、情绪上、心理上照顾自己）

- 身体健康

- 心理健康

- 对未来的希望

- 工作/生活（或者学习/生活）的平衡

- 放松休息

- 对他人和世界做出的贡献

- 爱护地球

- 对生活的总体满意度

感觉如何？有些人在完成练习后有所领悟。我们要面对这样一个事实：我们很少停下脚步，来评估自己的生活。我们总是忙于工作、照顾家庭、浏览社交软件、看剧，这让我们无法找到自己想要什么。

无论你给每个部分的打分是多少，请不要让自己为难，如果——我举个例子，你在某些方面的打分等于或低于4，那也没关系。清醒地认识到你的不满比抗拒它要更好，这能让你知道：你生活的哪方面需要得到关注、需要得到提升，也能让你明白哪个方面对你的生活有着最大的影响。比如，拥有很多钱或赚了很多钱对你来说可能并不重要，但只要你觉得自己正在改变世界，你就很开心。或者你发现，只要你与伴侣关系良好，每天保持运动，你就基本上感到满意，能处理生活中的任何麻烦——无论是在工作上受挫，还是经济、睡眠、娱乐上受到影响。

同样地，知晓生活中令你满意的方面也是有所帮助的。

我咨询室的每一个来访者基本上都对生活不满意，这并不令人惊讶。不仅如此，他们都能列出几个他们不高兴的原因（大多数是自身之外的因素——我们后面会谈论到）。这些原因直接造成了他们对生活中某些特定方面的不满意——同时他们也认为是这些方面最大地影响了他们对生活的满意程度。所以，要么是他们认为这些方面对于他们的生活来说十分重要，要么是他们没有努力将这些方面的满意度保持在他们期望的水准（这是他们的责任，也是你的）。

下列是来访者最常见的问题。你可能也会认同其中的一些观点：

- 夫妻生活不和谐
- 生活压力过大
- 忙得喘不过气

- 我讨厌我的工作/领导/同事

- 我想要更多的钱

- 照顾孩子令我十分疲惫

- 我没能做出更好的选择

- 世事繁重

- 我走不出来某些事

我们得明白：我们是否感到幸福，取决于我们认为生活中哪些方面对我们最重要。我们也需要明白：一些外部因素，例如我们生活的地方，我们过去与家人或朋友的经历、影响人生的健康问题，或者我们对自己或他人的伤害，都超出了我们今天的感觉和行为，以及我们现在的身份。

但是，同样重要的是，我们需要意识到这些外部因素并不能完全为我们的感受和行为负责。

当然，有些事件和现状会对我们的满意度造成主要影响，我也并不希望你否认它们对你的生活、心理健康以及身体健康的影响（尤其是严重的创伤经历）。

但如果我们认为我们无法控制我们的处境，这些处境需要对我们的一切负责，我们会一直感到无能为力，会一直成为生活的受害者。

另一种选择是：在面对生活抛出的各项难题时，我们有许多种选择。一旦你能意识到这点，你就有足够的能力来面对和反应。你可以改变任何事。"我应付不来"会变成"我成功度过了那些艰难的日子"；"这不公平"会变成"这能教会我什么？"；"我在虚度光阴"会变成"我的生活有许多机遇"；"我可能永远过不了这关"会变成"我就要成功了"。

我知道，这读起来不会让人舒服，但是至少对大多数人来说，这就是事实。我们并没有意识到在维护自身心理健康和幸福这方面，我们还有很多路要走。生活对所有人都是一样的，但关键在于我们如何应对。

你现在可能已经明白了——我想把你引导到我们这部分的话题上来——"现在呢？"。你的生活满意度会让你明白，你的未来需要做出何种改变。举个例子，如果你对你的现住地或职业只打 3 分，那么很明显，你有必要更改住址或者更换职业。但是我必须着重强调：你不能忽视自己的内心世界。注意那些关于你心理健康、自我关照、对未来的希望、自信、价值和原则的分数。去思考你该如何对待和处理情绪。如果你并没有照料好你的内在世界，那么你将继续忍受煎熬。如果你忽视你的内在世界，外在世界也无法填补空缺。

你对未来有何期待?

你想改变什么?

现在，你回顾你的人生故事，它们帮你理解了你的现状，你也审视了对人生的感觉，现在，也是时候向前看了。我会再次问你，你想要怎样的未来?与现状差不多?更好点?全新的开始?非凡的创举?

这是个很大的话题。你现在就处于人生的十字路口，你有机会为你的人生选择一条不同的路。停下来问你自己：你是准备安心过单调的生活，还是不再循规蹈矩?只有你能回答这个问题。

当你在思考这点的时候，我要分享一种想法给你。在我的职业生涯中，有十年的时间我都在进行保守治疗，目睹各个年龄段的人在毫无征兆的情况下很快地离开这个世界。我很确信，这当中的大多数人——如果能重来的话，都会选择让这辈子过得更精彩。无论这个"精彩"对于你来说意味着什么，你都需要让你的生活更加有意义。记住："精彩"并不意味着更高更强，或是宏伟的成就。当你决定认真度过每个平凡的时刻时，"精彩"便会出现。

我将这个问题拆解成下面两个要素：

1. 你希望你的人生发生实质性的改变

2. 你希望发生一些内在的改变（思考模式、情绪管理、行为方式）第一章和第二章会告诉你，什么样的改变会给你带来好处。

结合之前的练习，在这里，我也希望你能抽出时间对这些问题进行初步思考。可能别的书把这一步骤称为"目标""计划""理想""意愿"。这都是很好的，但是我希望你以恢复生命力、希望、满足感和安稳感为目标来进行思考。我们会逐步深入其中。

作为一名心理治疗师，我发现，当人们在谈论未来时，总会自动地将注意力转向身外之物：金钱、职业、房子、车子、减肥、恋爱，诸如此类。我很能理解他们，因为我也和任何人一样，充满物欲，没有资格对他们评头论足。就拿我来说，我希望能长更多的头发，我希望有一天我能有一辆保时捷，我希望我的身体能和20岁的时候一样好，有时我还希望我的外貌和汤姆·哈迪一样。但是在内心深处，我知道那并不是我想要的，那是我的自尊心想要的，这很正常。我们的自尊心渴望荣誉和满足，但如果我们深知这一点，并好好处理它，一切都会很好。最后，那些愿望将无法带来满足感。我个人对此的认识很清楚。我的每个来访者也是如此，我很确信在你身上，这也一样。我在超过30年的时间里通过见证和交谈来努力理解人类的痛苦，物质上的获得无法满足内在的渴望。满足和安心来自内在世界。我并不是在反对度假、买好看的衣服以及享受美食。去做出提高生活质量的改变吧。无论怎样，我都建议你听从内心的声音："我是否对此感觉良好？这是否让我感到安心？"你总能得到正确的答案。

现在轮到你来列出你未来的愿望清单了——无论是物质上的还是精神上的，时刻记住那些对你生活最重要的方面。

这是否对你有帮助？我希望有。

我希望我们能一起完成最后一项任务，牢记你所想要的未来。在我们到达彼岸前，我要分享卡勒姆的故事。

卡勒姆是一位新来的牙医，近来才与我一同工作，但他饱受焦虑和工作上的压力困扰。在治疗中，他的参与度很高，他很渴望改变。当他完成了他的未来清单后，他同意在咨询时读给我听。大概是："我希望在 35 岁前能有自己的诊所""我希望能有一辆路虎""我想要两个孩子"。我在听他讲的时候，对他机械、毫无活力的声音感到惊讶。他对他说的目标好像毫无激情。他说话的方式也缺乏活力。我对此表达了我的看法。他陷入沉默，望向地面，很长时间后，他说："我刚意识到，这并不是我的未来清单，这是我爸的。"

卡勒姆的父亲也是一名牙医，卡勒姆跟随他的步伐成了一名牙医。在他的前半生，他的父亲对他来说意味着巨大的压力，他需要不停地达成他父亲的期望。心理治疗对于卡勒姆来说是正确的选择。通过心理治疗，他能听到自己的心声，找到自己想要什么。他也能去除那些无益的想法、行为习惯，改变自己的职业规划。

现在回过头，带着下列问题重新看看你的未来清单：

- 这些愿望能让我感到快乐吗？

- 这是否就是我自己的愿望和需求（还是为了讨好其他人）？

- 这些愿望的完成是否能带给我希望、安心和满足感？

如果需要的话，可以修改你的清单。

决心和耐心的重要性

人们放弃心理治疗有最常见的两个理由：缺乏决心和耐心。我们这一代人只关注效率。我们总希望要什么就马上有什么——包括心理和行为上的巨大改变。如果某件事需要很长的时间，不够简洁明了，那么人们很难对它产生兴趣。

然而，心理治疗确确实实需要决心和耐心，我来解释为什么这两者很重要。

1. 决心

我希望你能下定决心，将每日治疗当成对自己很重要的事来做，而不是一项必须艰难完成的麻烦事。这也许是你人生中第一个机会。每次阅读这本书、进行自我治疗时，你都是在为自己着想。当然，这其中包括一些实用性方面的考量。你在努力改变你的情感模式和思维模式，学着如何做出正确的反应，这都将成为你人生的财富。进行必要的大脑"重装"需要你持之以恒，而结果将是：你会拥有强大的能力，以完全不同的方式来重新料理你的生活。

有个办法或许有所帮助：每当你坚持不下去时，用一个关键词提醒自己。我的关键词是"毁灭"。我知道这个词听起来语气很强烈，但这个词是一个很主观的选择。如果我照顾自己的决心不够坚定，那么我便是在自己毁灭自己的美好生活。这个词的目的是让我重回正轨。无论你决定用哪个词语，只要需要，就大胆去用，同时保证它对你有足够大的震撼！选择一个你会一直牢记的词语。可以是卡通人物的名字，与某个电影有关的词。最关键的是——当你坚持不下去时，它能给你明确的提醒。

一个充满智慧的指导老师在我学习相关领域时提醒我，没有下定决心的心理治疗就像是用食用油做的防晒霜。它完全无效，甚至会让事情更糟。他是对的，除非你决定了要做些什么，否则探寻你是谁、理解你自己将会毫无意义。

这是对生活的决心，对过上更好的生活的决心。

2. 耐心

当我的来访者在经历几个阶段的咨询后，告诉我他们担心心理治疗并不会起作用时，我总会被逗乐。当我问他们"你们原本期望会发生什么"时，他们倾向于说，他们的这一切问题都能被解决（他们生活中的问题）。他们希望三个阶段的咨询后就不再有什么压力和问题。我会笑着听他们这么说，每次我都会给出一个标准的答复："即使你活到 100 岁，你也不能把这些问题全部解决。"这就是事实。你的烦恼不可能全部消失——然后幸福快乐地度过每一天，不存在那样的美好结局，那不会发生。生活，伴随着跌宕起伏，向你迎面走来。如何应对这些起起落落才是关键。在这个过程中，耐心会极大地帮助你，你会学会如何处理你的生活。

现在，让我们再来谈论一下这个词，"过程"。心理治疗就是一段过程，同时也隐含了"耐心"，当我去美术馆时，我被那些优秀作品的细节之处所打动。它提醒着我，这件作品的诞生需要数百个小时的过程。在这之中，画家也可能犯错，也需要若干个不眠的夜晚，也会经历失败，然后重新开始。泪水、醒悟，以及那个老生常谈的问题："已经足够好了吗？"那个时候，画家并不知道答案，直到最终，这幅画才会被认为是现象级的，成为杰作。画家的耐心让画作变得伟大，远比画家的天赋重要。

我所全心全意希望的，是你能带着耐心来进行自我治疗。我想我已经阐述过我的观点：关于从一天中抽出时间进行自我治疗的重要性。但是，在等待内在的改变发生时，需要多得多的耐心。你可能会在此期间掉入以下思维陷阱：

挫败："这究竟有什么意义？"

沮丧："我没有那么多时间。"

不耐烦："为什么我还没有感觉好点?"

逃避："这并不适合我。"

防备："这完全是狗屁。"

拒绝："我觉得我挺好的。"

压抑："我再找时间做。"

无助："没人能救我。"

在你决心动摇时使用关键词法,同样地,我也推荐你在感到不耐烦时这么做。如果这样有效果的话。我的关键词是"错失的机会"。当我感到不耐烦时,我有可能错过一些精彩的事。

我们都在努力进步。有时,我们需要提醒自己,对自己不要有不切实际的期望,不要把事情弄得比原本更难处理。在心理治疗中,决心和耐心两者都很重要。

在下一章中,我们会继续谈论有效的心理治疗的必要因素,介绍其他不可或缺的成分:工具、技术和提示,以及自顾和自尊。

第五章　行动胜于雄辩

到目前为止，你对自己以及自己的思考和行为模式有了更深的了解。对于未来，你该如何思考、感觉、做出反应，你都已经有所展望。

现在，我们继续来关注心理治疗过程中的实际行动。它们包括你在日常治疗过程中的方法和技巧，以此来解决在第三章中我们所确定的：你个人心理中"有问题的那部分"。它们会改变你现在的思维模式，让你日后以你想要的思维模式去思考。

对本章中你将学到的技巧，我们在第六章、第七章、第八章中，当你进行每日十分钟自我治疗实践时，也将进行回顾。

心理治疗，一般指"通过对话来进行治疗"，但我认为这是一个十分狭隘的定义。好的心理治疗不仅仅是对话。对话就像运动完后的拉伸，而真正的改变来源于实际行动。

无论你面临怎样的处境，无论是人际关系、某种物质上瘾、焦虑、失去某些东西，以及其他任何人类遇到的问题，行动才是整个过程中最重要的部分。对话使改变萌芽，行动让改变发生。

就我的经验来看，无论遇到的是哪种问题，每个人的治疗中都有四个必要的行动和相应的必要的自我投入。实际行动和自我投入相辅相成。

心理治疗中的四个行动

1. 重构你的思维

2. 重建你的规则和信仰

3. 养成健康的习惯

4. 更多地参与生活

1. 重构你的思维

我们都明白这个道理：我们的思维有时会给我们带来麻

烦。有时候，我们很难阻止这样的情况发生。思维有时是消极的、批判的、繁重的、残酷的、破坏性的、灾难性的、审视性的、无益的和令人不安的。而从另一方面来说，思维可以在你的一生中都是有益的、理智的、温柔的，给你提供动力。但事实总是残酷的：消极的想法更有吸引力，更容易牵着我们走。我们也更倾向于遵从消极的想法。

问题在于，我们潜意识里已经屈服于我们的思维和想法——我们信以为真，并默默忍受。而且在某种程度上，这就是正在发生的事。

但从之前的学习中，我们也明白：在特定情况下，我们会以特定的方式进行思考。尤其是当这种特定的思维模式是消极的时候，问题就会产生，而反过来说，在特定情况下，我们也能将自己调整为用积极的思维模式去思考。

同时，我们倾向于认为自己的想法完全正确。这便带来了麻烦，因为往往它们并不完全正确。有时它们是随意的，没有任何意义。

最后，我们来谈论我们是如何与我们的思维关联起来的。

举个例子，如果你有一个"坏"的想法，那并不代表着你是个"坏"人。它仅仅代表你是个人类。关于强迫症（OCD）的实验表明，我们有时的想法是随意的、毫无意义的，与我们的性格完全不相符的。我们都会有暴力的、纵欲的、愤怒的以及亵渎的想法，这些想法与我们的价值观和信仰相违背。它们并不会决定你是谁，但如果你放任它们不管，你就会感到忧虑和压力。

再明确一些，我并不是要你无视所有的想法。有时，想法产生于理性的思维，是重要的心理活动过程，能帮助做出决定，或是保证个人安全。关键在于，我们应该区分哪些想法是有益的、适用的，哪些是无益的、没有帮助的。你可能不知道如何区分它们，这很容易。

无益的思维模式，尽管你对它感到十分自然，但它会使你感到压抑和不适。它们往往是自发的、快速的、重复的，并且令人感到负担极重。想想上一次听到的那些坏想法，比如"你就是个废物""这一切都完蛋了""不要说话，其他人会笑话你的"。这样的想法会左右你的情绪，让你更焦虑，感到不适。

而另一方面，有益的思考则完全不同。例如，你可能想完成某项任务。在你思考你的决定的利与弊，或是需要做出的行动时，你会感到你的思维完全正确和必要，并且前后连贯。值得一提的是，感到焦虑并不是错的。某种意义上的焦虑是有益的。但是当威胁被夸大，思维与现实情景并不一致时，问题就来了。

回到原本的话题：我们如何改变消极的思维模式。过程很简单，包括四步：

- 认识到无益的思维模式

- 找到相关的证据，来证明你的想法。你所思考的东西是否有不可辩驳的证据来支撑？比如，你可能想找一份工作，然后你就会马上想："我永远都不会得到那份工作。"支持这个想法的证据又在哪呢？

- 用更有益、对自己更有帮助的想法来代替原有的

- 无视那些无益的想法

这种方式能给人注入巨大的能量，每次你摒弃掉那些无益

的想法时，你都在鼓励自己的大脑在以后做出不一样的回应。

到目前为止，你从未质疑过你的想法的真实性，所以你的大脑在保护你的基础上，持续地向你传输这些无益的想法，阻止你做那些大脑认为不好的事情。但当你开始质疑它们时，你的大脑会意识到你并没有进入与以往相同的思维模式，取而代之的是，你会做出更理性、可行的决策。你开始改变你的思维，让自己更灵活地思考。一步一步地，你的大脑会以更好的思维模式来做出回应。每次当你以这种方式做出改变的时候，你会真真切切地离"重装"你的大脑越来越近。这也意味着，当你不断采用这种方法时，每次都会比上一次更轻松。

这难道不是很有用吗？你不会再成为你思维的受害者。你不会再被你的思维所左右。你的思维再也无法支配你。

2. 重建你的规则和信仰

当你在讲述你的故事，将其与你的生活联系起来时，你就明白了：你一直秉持的那些生活规则和信仰对你的生活有着巨大的影响。它们好比你的指南针。你还是个孩子的时候，就懂得按照一些特殊的方式行事，能让你得到关注和认可，受到关爱和尊重等。你也学会了怎样保证安全，降低受到伤害的风险。你所学到的这些成了你的规则和信仰。而问题是，当你成年后，你没有反思这些规则。它们可能已经不适用于你的现状了。

我认为，这些规则和信仰就好比穿着你最喜欢的一套衣服。我们都有一些能够提升信心，让我们感觉良好的衣服。当我进行演讲时，我总会穿着我比较喜欢的衣服。我不会穿着一件显得有点紧的衬衫（人到40岁身材总会出些问题）或是一双全新的鞋来进行演讲。我会感到十分别扭，这样的装扮会让我感到非常束缚。

这和一个人的规则与信仰类似，如果你的规则和信仰并不适用于你自己，它们就会让你受限，让你感到不适。就好像你一直穿着一件紧身衣。

规则和信仰通常由"我必须"和"我应该"开头。一般会跟随着某种因果性的信念。举个例子，我永远不能撒谎，如果我撒谎，就会有不好的事情发生（涉及宗教信仰时，这是一种常见的想法）。规则和信仰本身是没有对错的，我之前这么说过，现在还需要再强调一次。如果你能将其利用好，它们能帮助你，让你感觉良好，感到平衡。而当你认为规则和信仰中不存在灵活性和选择性的时候，问题就会出现。

下面，帕特里克的故事会充分体现这一点。几个月前，他到我这来进行咨询，那时他刚刚大学毕业。他以二等的成绩毕业，并在成绩公布几周后变得抑郁。帕特里克从小到大都是成绩优秀的学生。大学期间，他担任学生会主席一职，大家都认为他能取得一等成绩。

当他未能取得一等成绩时，帕特里克认为他不仅辜负了自己，也辜负了家人的期望。他甚至一度想结束自己的生命。为了治疗，我回望帕特里克的人生道路，发现他对自己持有极为严苛的规则和信仰。他认为他的"应该"和"必须"集中体现在永不失败上：永不让他人失望、永不拒绝他人、总是成为最好的。他在他生活的每个方面都是完美主义者。没有以一等成绩毕业是他所经历的第一件失望的事。他刻板的规则和信仰并没有支持他渡过这一难关。

我们努力在他的规则和信仰上添加更多灵活性和包容性，

逐渐地，他摆脱了意志消沉。

"我必须做到最好"被替换成"我只用尽全力"。"我不能让他人失望"被替换成"有时我会让人失望，这也没事"。"我应该总是让大家高兴"被替换成"总是做到让每个人高兴是不可能的"。

帕特里克让他的规则和信仰变得更加灵活，反过来，灵活的规则和信仰又让他的情绪得到改善，他变得更加自由和开放，成了一个更快乐、更平和的人。

这样的过程也可以发生在你身上。我希望你能列出一份你自己的"应该"和"必须"清单，并问问自己的规则和信仰是否也能灵活一些。

正如你现在已经意识到的，这不仅仅是列个清单那么简单。我们还需要努力让你将更灵活的方法付诸实践。下次，当你意识到你在以一种不灵活的方式解决问题时，停下来。告诉自己，你可以选择让你的规则和信仰更加灵活。

3. 养成健康的习惯

当我们身处困境时，大多数人都会以某种方式寻求安慰。

你可能见过——晚上喝得酩酊大醉、花钱消费、娱乐消遣、做爱或其他任何能安抚人的东西，一夜之间变成了习惯性的行为。在进一步讨论之前，我想向你保证，暂且没有人来多管闲事！我们有时都需要一些乐趣、轻松和消遣。但当某些行为带来了负面后果或妨碍了你的生活时，是时候进行反思了。

当生活遇到困难时，想要麻痹自己的情绪、分散自己的注意力、逃避或寻求刺激的快感是很正常的。但这永远都是治标不治本。在某些时候，你必须面对这些——面对你的日常生活。

在此，我希望你能进行自我反省，评估你生活中可能会给你带来问题的行为，以及不健康的自我安慰方式。

在我的临床实践中，有问题的行为主要是下列这些：

- 酗酒
- 滥用药品
- 暴饮暴食
- 放纵性欲
- 过度消费

- 赌博

- 不健康的关系

- 冲突与愤怒

- 自毁行为

- 睡觉

- 自我忽视

- 逃避（不去做该做的事）

- 延迟满足（推后你所享受的事）

- 防备心理（感觉需要保护自己，防备他人）

- 愤怒（对某些情景过度反应）

- 批判（对自己和他人过度批评）

- 评判（对自己和他人做出尖锐的评价）

- 投射（错误地认为他人与你感同身受，实则不能）

- 脱离社会（不与人交往）

- 退化（做出幼稚的回应）

- 心理固化（无法看见他人的观点）

- 感到挫败（轻易放弃）

- 不停否认（不承认发生的事）

- 自我关注（对他人的需求毫不关心）

如果这些行为，或者是其他你能想到的任何行为正在妨碍你的正常生活，我希望你能找到办法来减少或停止这些行为，或是提升你的心境。有时候你需要得到支持，这包括用更健康的方式来代替你的一些行为。同样，我不想对此指手画脚。我相信你会凭直觉知道你需要做什么，大多数人都可以。

我知道这并不容易。我已经强调过几次了，行为、选择和行动都很重要。一个人可以拥有世界上所有的想法，但是除非能够付诸实践，否则只会徒劳无功。

4. 更多地参与生活

在我的职业生涯中，我很幸运能和一些杰出的人一起工作，他们关心他人，拥有极强的工作能力和同理心。作为治疗师，我们都有督导，他们也是治疗师。治疗师相互交谈，以此获得支持。这就如同链条般一环扣一环，带来支持与帮助。

在 NHS 任职时，我的督导是一位聪慧、工作能力极强的精神病专家。他的诊断总能一针见血。我向他学习了许多关于精神紊乱的知识，也充分了解了评估的重要性，以及药物对一些人的作用。他也非常坦率实在，我很喜欢这一点。

我记得有次与他探讨一个病人的病情。病人名叫菲洛米娜，她处于极其严重的焦虑和抑郁之中。我试过许多方法，但是都不奏效。我感到十分受挫，觉得自己很失败（我完美主义的规则和信仰压过了我的适应性思维）。我的督导看向我，问道："你是否尝试过用'生活'来治疗病人？"最开始我十分困惑。他继续说："痛苦的解药是生活。"

我让他详细解释一下，他这么说："你的病人是否有参与到生活的任意一个方面中去？工作、社交、运动、志愿工作、散步、兴趣爱好、园艺？"随后——我灵光乍现。菲洛米娜脱离她大部分的生活，但是她热衷于园艺。我有些目光短浅，认为这无法成为治疗的一部分。

我的督导建议我放下所有的方法，鼓励菲洛米娜去进行园艺工作。我也正是这么做的。

幸运的是，那时我上班的地点离一个园艺中心很近，他们正在招募志愿者！接下来的四周，在经过一系列耐心的劝导后，菲洛米娜开始了她的园艺工作。一切都发生了改变。她在随后的治疗中充满活力。她开始变得积极，眼睛变得有神，说话声音也是前所未见的轻快。她找到了痛苦的解药：园艺。

这段经历改变了我作为心理治疗师的工作方式。诚然，我们需要遵循一个过程并运用一些治疗手段，但我们也必须将"生活"纳入治疗计划，无论是通过健身房、读书俱乐部、尊巴舞、赏鸟、钓鱼还是其他完全不同的方式。如果我们能找到联系，生活中所有的事物都能治愈我们。

那么现在，我向你提出这个问题：你对你生活的参与度有多少？

慢慢地思考这个问题，别急。

如果你现在正在经历一段艰难的时期，没关系。生活中有哪一部分是你可以多接触的？这可能有些难度，你可能需要慢慢地开始。不过没关系。如果你喜欢散步，今天就去散步五分钟，这是一个开始。如果你喜欢大自然，那么今天就去看看树吧，这也是一个开始。如果你能做得更多，那很好，尽你所能就行。

当你与你感兴趣或对你重要的事物联系在一起时，你的身体会释放血清素、催产素和多巴胺，它们会让你感觉良好。你会开始觉得与其他人的联系更加紧密。你会有更多的动力。消极负面的思维出现的频率越来越低。你开始逐渐痊愈。

今天，我给你一个小挑战：你需要迈出一步，重新参与到你的生活中去，尤其是如果你一直在逃避生活的话。痛苦的解药就是生活——这对我来说已经成了一条准则。我经常会想起这句话。也许它也能对你起到同样的作用。

四个自我投入

现在我们来看看，所谓的四个自我投入是什么。这更多的是内在的努力，如果你接受的话，这是一种视角的转变。你也许会惊讶，它们看似非常普通，却又充满了力量。

1. 自言自语，把自己视作一个对自己重要的人（因为你本来就很重要）

2. 照顾你自己

3. 自我宽容

4. 真正地出现在生活之中

就大多数人而言，如果根据他们在这些方面的表现来评分，他们的分数会很低。我在工作中遇到过各行各业的人，而一个共同的问题在于：人们不善待自己。我相信这无疑是人类痛苦的症结所在。

你生命中最始终如一的部分就是你自己。你会一直陪着你自己，直到你离开人世。你如何对自己说话、如何对待自己、如何照顾自己，这些都是你人生的象征。无论生活对你如何，如果你和"你自己"在一起，那么你会更轻松地掌握和享受人生的旅程。

在我 20 岁时，我去了美国旅游。在我的旅程中，我遇见了一位背包客，并决定一起旅行一个月。但一周后我就筋疲力尽了。他充满负能量，总是抱怨一切，用批判的眼光看待一切，从不欣赏周围的事物。他对和他接触过的大多数人也很粗鲁。

我努力表现出友好，但我意识到我不可能和他一起旅行整整一个月。于是第一周后，我告诉他我要一个人去旅行，并且就这么做了。尽管我对独自旅行感到焦虑，但我意识到，依靠我自己的善良、好奇、乐于冒险、渴望享受美好时光的品质，我可以与自己独处。

在人生中，我们需要学会如何独自旅行，因为有时我们可能会陷入意料之外的孤独，或是周围的环境发生变化。我们需要学会用积极的语调与自己对话，我们需要学会如何照顾自己，我们需要学会爱惜自己。我们需要能够在这个世界上展现自己，无所顾忌地面对自己。当以这种方式生活时，我们能更好地适应生活的不确定性和不可预测性。这就像生活中有一个可靠的好朋友，而那个好朋友就是你自己。

1. 自言自语，把自己视作一个对自己重要的人（因为你本来就很重要）

我们都会与自己的内心对话。花上一分钟时间，停下来，关注一下与内心的谈话。它通常是这样的："他为什么会那样说？""我的老板喜欢我吗？""我的另一半厌烦我了吗？""我太胖了。""我希望我能是一个更好的妈妈/爸爸。"诸如此类。

我们内心对自己说的话经常会是毁灭性的、对自己无益的、批评的，甚至是残忍的。

来访者们经常向我描述他们生活中的负面事件，诸如冲突、困难、损失或心痛等。当他们描述这些事时，我总是会问一个问题：在这个时候，你会怎样与自己对话？

几乎每次我都会听到如下的回答：

- 我真是个白痴

- 我太蠢了

- 这是我的错

- 我太可悲

- 我就是个废物

- 我一无是处

- 我是个傻瓜

- 我是个……（无穷无尽的咒骂）

人们自言自语的态度，就好像他们自己并不重要。这正是这种内心对话给他们的感觉。我们的情感反应与我们对自己使用的语气和语言相关。

如果这引起了你的共鸣，那么我有一个建议：努力地注意你内心对话的语气。一旦你觉得它变得消极了，就将其终止，冷静而坚定地告诉它停下来，你值得更好的。一旦你接受了你自己的重要性，那么你就应该改变你的语气，改变你的措辞。用对你尊敬的人说话的方式跟自己说话。转变也将很快发生。

2. 照顾你自己

我把这作为治疗的一部分可能听起来有点奇怪，但这是至关重要的。自我关照并不是大多数人的首要需求。我经常向大型组织发表关于心理健康的演讲。演讲的开头，我会问有多少人在当天抽出了时间来照顾自己。平均来说，500 个人的房间里如果有十几个人举手，就很幸运了！

在我们继续之前，让我们先对自我关照下一个定义。自我关照是一种在身体上、心理上、情感上甚至精神上照顾自己的行为。它并不完全意味着洗澡或者按摩（如果这是你真正的需要，它可以是这两者或者其中的一个）。健康饮食、锻炼、休息、留心身边、冥想、拜访朋友和家人以及感恩，这些都是不同形式的自我关照。

我希望你可以对自我关照进行广泛的思考，并真实地估量你每天都是如何照顾自己的。你可以思考下列问题：

- 你的饮食习惯是否健康？

- 你是否设法把一些体育锻炼（在你的能力范围内）纳入你的一天？

- 你会在一天中规划休息时间吗？

- 你会做任何能让你的头脑平静下来的事情吗？

- 你会谈论困扰你的问题吗？

- 你与他人进行社交联系的频率是多少？

- 你是否在工作和非工作之间感到平衡？

- 你是否将他人的需求置于自己之前？

- 你会对一天中的积极事物表示赞赏和感激吗？

考虑到现代生活的需求，有时，自我关照会被误解或是描绘成自私、奢侈或不现实的行为。我对此表示质疑。自我关照对良好的日常表现至关重要。这是相辅相成的。它不仅能帮助你在生活中展露最好的一面，别人也能体会到你身上最好的一面。这是一个强有力的证明：你在重视和尊重自己。你是在为你的生活承担责任，并享受主导权。之前我们讨论了你与自己的内心对话是如何影响你自己的感觉的。自我关照（或缺乏自我关照）也有类似的影响。自我关照是一种治疗性的行为。你确确实实出现在你的生活中，并决定你应该得到照顾。如果没有自我关照，疲惫、倦怠、崩溃的风险——随便怎么说——会显著增加。自我关照并不肤浅，也不需要自我放纵。它需要被认真对待。我看到不少人们忽视自己身体发出的警告，没有及时照顾自己。而今天，你可以选择去主动改变这一点。

3. 自我宽容

几年前，我注意到，当我问来访者关于自我宽容的问题时，他们经常向我投来质疑的目光，好像在说："这个人在说什么傻话？"自那以后，我开始用不同的方式来表达这个问题："你会自己为难自己吗？"对于这个问题，我几乎总是会得到一个响亮的"是"。

随后，我再问另一个问题："你认为如果你减少那样做的频率，生活会更轻松吗？"再一次，回答依然不变：响亮的"是"。这就是我现在谈论的自我宽容的要点。

自我宽容比内心对话更广泛。这是一种更深层次的自我关照，既基于心态，也基于行动。它意味着自我接受和自我温暖，它意味着减少评判，学习在艰难的时候安慰自己。

它意味着在濒临绝境的情况下对自己说"没事""我们可以做到"和"我陪着你在"。它意味着问你自己"你需要什么？"自我宽容意味着你会本能地学会什么时候行动，什么时候停下来，什么时候为自己打气，什么时候保护自己，比如"让我们休息一下""我要带你去度假""我不希望你看到这些人"或者"让我们出门散散步，调整一下心态"。

如果强迫我选择一个方法进行心理治疗，我会选择自我宽容。让我解释一下原因。作为人类，我们总会犯错。我们有时会搞砸，会失败，会跌倒，我们会感到筋疲力尽，我们并不完美。并且，我们还要为这一切来强求自己。

自我宽容是强大的，因为它意味着接受并与我们有缺陷的人性共处。这对大多数人来说是非常困难的，自我宽容的实践往往会直接切入我们问题的根源。你会学着去了解自己内心的敌人，并对其加以理解、安抚和包容。

自我宽容意味着，无论目前的生活是什么样的，拥抱它；无论目前的自己是什么样的，拥抱他。它并不是以成功、成就或荣誉为条件的。如果你是一个为难自己的人，尝试进行自我宽容。它会是一个忠心耿耿、随叫随到的伴侣，它不会让你失望。

4. 真正地出现在生活之中

在一个痴迷于创造完美的生活、完美的身体、完美的人际关系、完美的牙齿等幻想的社会里，我提出了一条不同的路线：你只需要坦然地出现。

我完全相信，当我们试图制造一种与自己不一致的幻觉时，就会削弱我们自己的地位。人们会立刻感觉到不真实。当我们在那些不真诚的人身边时，我们就能感觉到。如果保持真诚的方法不能得到你想要的，也许你就走上了错误的道路。如果你在贬低自己或编造故事，你就是在伤害真实的你，以及那些支撑着你的基础。

我记得有一次，在一本书的采访中，一个朋友建议我不要过多地谈论我自己的困境，因为"人们不需要一个曾经挣扎过的治疗师的建议"。我没有同意，我也没有改变我的方式。我擅长我的工作，部分原因是我个人了解、也理解人类的痛苦。我为什么要把它藏起来呢？在健康和心理学方面最好的专业人士通常是那些过来人。

我并没有反对你努力追求自我提升。个人成长会完善你自己，并帮助你强化那些让你独一无二的个性和身份。我所想要的，是你不要逃避原本的自己。你根本不需要逃避。

投入到真实的自我中去吧，这不会让你失望的。

第二部分

第六章　早上为一天做好准备

你曾经有过这样的时候吗？你整个人就像被从篱笆里拽出来似的一团糟，套头毛衣里外穿反了也无暇顾及，一厢情愿地希望自己已经带好了手机钱包钥匙，然后火急火燎地冲出家门赶赴已经迟到的约会。你除了外表看着像没戴摩托头盔就风驰电掣过，内心也在万马奔腾。一切都让人感觉疯狂、混乱、失衡，你因为没有为一天的开始做好准备，结果使得这一天接下来的时间都演变为……怎么说呢？用"一堆臭狗屎"来形容最贴切不过了。是的，我们都有过这样的时候。

下次你赶早班地铁或公交的时候，或者堵车的时候观察一下，就会发现每个人的样子有多疲惫了。但我们其实不用把日子过成这样。

你已经学完了前面章节的基础性知识，现在我们要将所学融入你每一天的生活里了。

对于心理治疗存在的最常见误解之一就是，心理治疗只是每周一次的聊天，仅此而已。聊完了，也就结束了。但其实心理治疗是一种生活方式，它也需要成为一种生活方式，因为生活总会给你带来新的挑战。一旦掌握了沿着人生波折起伏航行的本事，你就会感到自己真正被赋能了。

每日十分钟的自我治疗是将主动与被动技术组合在一起，能帮你恢复平衡感。

本章将聚焦于你每日十分钟练习的前四分钟。这四分钟会让你以正确的方式开始一整天。

我必须得承认，我自己也不是一个总能早起的人。我之前蹉跎了很多时光，浑浑噩噩地度日。心理治疗教我改变了这个情况。我们如何开始新的一天会极大地影响我们在当天剩余时间里的体验。正念研究是支持这一点的。

可以想象你们中有很多人都要考虑自己每天早上承担的大把责任：叫孩子起床，送孩子上学，遛狗，打包午餐，赶着去上班等。而现在我还要在你的日程表上再加一项苦差事！好

吧，确实如此，但我保证，这四分钟将改变你生活中的方方面
面。既然你能挤出几分钟时间刷牙冲澡，那么我强烈建议你也
拿出几分钟来关照一下自己的内心。这可能甚至会让你把其余
那些没那么重要的事情先放放。

具体怎么做呢?

　　每个人早上的日程都不一样，我可不会指手画脚地要你早
晨起来必须先做什么后做什么。我只是希望你可以往一天刚开
始的几个小时里安插进这样连贯的四分钟，越早安插越好。我
只有一个条件：你要为自己找一个安静私密的个人空间来度过
这四分钟。如果这意味着你要把自己锁在卫生间里，那就锁
吧。如果噪音对你是个困扰，那就使用耳机或者耳塞。实际
上，我鼓励你找到适合自己的方法，也希望你能知道那些可能
会跳出来的消极画外音，什么"这不可能啦""我做不到啦"
或是"我可没时间啊"，留意这些声音然后轻轻地关掉它。

　　在自我治疗的这四分钟里，我们将涉及四个主要方面。除

了用很少的几页文字教给你怎么做这个练习外，我还会告诉你所有的背景信息、前后关联，以及为什么你要做这个每日自我治疗的练习。所以第一次通读下来会显得整个练习的内容挺多的，但其实你不用担心，因为只有其中的一部分是在讲"怎么做"，也就是自我治疗中你每天都要真正去做的那部分。

另外，如果你开始练习的时候超时了，那也不必烦恼。随着你对练习越来越熟练，这个过程也会变得更加容易，你会觉得它就像基本的日用清单检查一样。

我想重申一下，尽管我在书里教给大家的每日自我治疗并不能代替完整的面对面咨询疗程，但是以这四分钟开始自己的一天总好过什么都不做。大多数人都从未把时间花在有疗愈功能的自我关照上。所以如果你做了，你就赢在了起跑线上。

这四个主要方面是：

第一分钟：情绪调节的核查：我今天怎么样？

第二分钟：同情聚焦疗法的自我关照策略：我今天需要什么？

第三分钟：整合疗法里用到的工具：感恩和目标

第四分钟：正念和眼动脱敏再处理疗法里用到的技术：着陆技术

第一分钟：我今天怎么样？

这一分钟里你要抱着好奇探索以下问题，从而使得自己在情绪上、身体上和心理上都变得协调：

- 我今天的情绪状态怎么样？我今天产生了哪些情绪？占主导地位的情绪是什么？这样做是想要确认自己的情绪，并且让这些情绪以有益于你的方式引领你。

- 我的身体感觉怎么样？对身体感到的任何紧张、不适和疼痛都扫描一番。

- 我的头脑感觉怎么样？观察一下内心想法的数量、质量和运行速度。

我马上就会教你如何进行每项核查，但我们先要让自己想一想，为什么了解自己每天过得怎么样是如此重要。

如果我们不知道自己每天过得怎么样，我们就无法知道自己的需求。如果我们不知道自己的需求，就无法恰当地照顾自己，也就会造成自我疏忽，而这又会导致不必要的痛苦。

如果你是美剧《老友记》的粉丝，就会很熟悉乔伊那臭名昭著的打招呼桥段"你咋样啊?"，我总被逗得大笑。我有时候问候患者的时候也会想到这句。当然了，我会避免以乔伊那种招牌式的轻浮样儿问出来（这会让来访者不知所措!），但我确实会避免老生常谈那样问来访者"你今天感觉如何?"而且，在心理治疗刚开始的时候，一个人往往很难直接说出自己的感受，也可能是尚未做好准备去体验内在的脆弱感，毕竟当你试图直面自己的感受后，也可能发现那里写着一个大大的"失败"。越是接地气的开放式提问越有可能引发我们能开展工作的有用的回应。这也是我建议你要从"我过得怎么样"开始而不是从"我感觉怎么样"开始的原因。

现实中大多数人从未花点时间停下来核查自己的状态。普罗大众都是睡醒之后就一骨碌爬起来，然后自动进入一天的生活。现在让我们以另一种方式开启新的一天。假设我们把自己的身体想象成以大脑作为主发动机来运行的躯体，那为什么我们不对它进行日常的维护检查呢？我敢肯定大多数人都不会乘坐起飞前未经引擎检查的飞机。同理，我们为什么不在自己每天启航新生活前也做做这项内容呢？答案多么显而易见啊！

我今天的情绪状态怎么样？

假设你已经待在一个安静且不被打扰的地方，我建议你以舒服的坐姿开始，双脚分开，稳稳地踩在地面，闭上眼睛，把手放在心脏或肚子的位置。将双手放在与情绪相关的身体部位上，能有助你更清楚自己的情绪反应。

接下来，轻轻地问自己："我今天在情绪方面的状态怎么样？发生了什么？"

如果有像悲伤或者愤怒这样的情绪存在，那它们会浮现出来并且找到表达自己的方式。你要带着好奇问这个问题，带着开放的态度和同情心允许情绪自己显露出来。

记住，在这一阶段你不要尝试消除情绪，也不要对情绪做任何处理。你只需要承认情绪存在，因为这可以让你了解如何规划对自己这一整天的照顾。

至于如何平复这一阶段发现的负面情绪，那是我们在自我治疗的第二分钟里才要去探讨的内容，即你在这一天里愿意对自己的活动做出哪些调整。举个例子，如果你在这一阶段发现了悲伤的情绪，那就要自我关照一下了，调整你的日程以及找亲密朋友倾诉都可以被安排进你当天的生活里。这样一来，你就可以面对自己的情绪感受并且对自己的那个部分说：我听到你了，我看到你了，我与你同在。尽管你目前为止所做的仅仅是自我安慰。

我的身体感觉怎么样？

有一种说法是，身体可以保留记忆（the body keeps the score）。意思是当我们经历心痛、丧失、创伤或是逆境时，体验到的这些痛苦常常会被保留在身体里。我们的身体会记得这些痛苦。有时候一个生活事件能在生理上激活这些记忆，然后以躯体疼痛和紧张的形式表现出来。就像情绪一样，即使我们在意识层面并没有觉察到自己的心痛有多么剧烈，躯体疼痛也能成为指导我们行动的"晴雨表"。

想象一下，你听到别人说"我如鲠在喉"或"我胸口怦怦乱跳"或"我感觉自己的头都要炸了"，可貌似又没什么合理的原因能解释这些身体反应。他们并没有觉察到什么让自己不安的情况，他们既没有追赶公交车，也没有受到惊吓。这种情况就很有可能是身体里那个负面记忆的扳机被扣动了，所以与其说他们是在心理上体验到了痛苦，不如说是在躯体上体验到了记忆中的痛苦。这再一次提醒我们不要把心智和躯体分开看待。研究结果已经很清楚，二者之间有着紧密的联系。

记忆中的痛苦需要被看到，最终也需要得到释放。

我接受过一种叫作 EMDR 的创伤治疗模式的培训，即眼动脱敏再处理疗法。当我使用这种模式与那种有过严重创伤的来访者一起工作时，偶尔会出现来访者很难回溯自己的创伤性记忆或者什么都想不起来的情况，此时他们可以通过替代性的躯体化感觉回溯到那些记忆。

我曾经治疗过一位年轻的女士，她曾在家乡遭受虐待。她有重度创伤后应激障碍（PTSD）的全部症状，但仍努力回忆自己经历中的细节。治疗过程中她开始抱着双臂哭泣，很显然是处在痛苦之中，过了一会儿她舒缓下来，然后这次治疗结束。

当我问起她在哭泣时抱着自己双臂这个动作时，她看上去有点懵，因为她完全不记得自己这样做过。然后她撸起自己的毛衣袖子露出满是烟头烫伤的双臂。当她的头脑已经记不起加诸身体的虐待时，她的身体却还记得，而她的心理痛苦正是通过双臂感到的躯体化疼痛得以表达的，那是对曾经被虐待时感受到的痛苦的再现。她的创伤是通过身体自行表现出来的。

诚然，这是一个极端的例子，但我用它说明如果你在生活中一直持续陷在负面情绪里或者问题一直得不到解决，那它们是如何留在你身体里的，这会引起你的不适从而导致身体健康问题。有研究表明许多（不是所有的）身体健康问题都带有一些心理的成分。这并不是说生理上的症状不是真的，这些症状其实是非常真实的，但我们头脑中始终要有一根弦紧绷着，认识到像压力、丧失、情感痛苦和创伤这些心理困扰会使那些已经处在风险边缘的人产生身体健康问题，或是加剧他们已有的症状。

　　所以回到我们每日身体扫描的议题上来。把那些对头脑提出的问题，也对自己的身体问一问，闭上双眼保持坐姿，轻轻地问一句："我的身体今天怎么样啊?"

　　允许自己的大脑扫描自己的身体，从头到脚，仅仅是留意那里有些什么，是有紧张在那吗? 会对我身体的哪部分有伤害吗? 没准你会发现一处之前没注意到的痛感或是刺痒，不管你发现了什么都没关系的，毕竟知道总比不知道要好。

　　这里我又要鼓励大家保持自己对开放性、好奇心和同情心的感觉了。如果你果真发现了自己身体的问题，这种感觉会指导你在这一天接下来的时间里如何对待自己的身体。

　　到目前为止，你只是在和自己的身体进行确认：我听到你了，我感受到你了，我与你同在。但是贯穿后续一整天的那些有治疗功能的行动会帮助你释放痛苦，并帮助你理解身体想要和你说什么。我们现在只做这些就可以了。

我的头脑感觉怎么样?

　　最后，你还得快速地核查一下自己的大脑活动。我今天想做什么？有没有大量的思维活动？有没有跳来跳去的想法？有没有什么消极的计划今天萦绕在脑海？记住，你不用纠结于自己的想法。你只是给自己的头脑做个大略的扫描，只是看看发生了什么，而不用做别的。和以往一样，要让自己抱持着开放的心态、带着好奇和同情心来做这些。你可以对自己的大脑说：我听到你了，我看到你了，我与你同在。然后你就会有惊喜的发现。

我自己在思绪纷乱时，也会运用这种核查法简化我的思绪，然后提醒自己这不过是个"暴风天"，而我知道自己在一整天里都可以采取行动帮助自己平息"风暴"，这会让我感到莫大的安心。

最后回到你的身上来，每日十分钟治疗的头一分钟已经完成了，对于自己情绪方面、身体方面和心理方面的情况如何，你已经有了总体的了解，你还可能意识到大量关于自己的新资讯，这些信息很可能是你直到现在才察觉到的。只用一分钟就能做到这些，是不是有点不可思议啊？对比一下我们以往应付别人的那些不走心的机械回复吧：

- 我很好

- 都很好

- 还不赖

- 糟透了（如果你是爱尔兰人，你可能会这么说）

而这些回答根本就不能帮助我们洞察自己的内在！

现在我们可以开始进入第二分钟了：对自己核查时的发现做出回应。

第二分钟：我今天需要什么？

正如我之前说过的，如果涉及自我关照和自我同情，人们就会变得神经兮兮的。我在来访者身上看到过好多次了。无论是提到自我关照还是自我同情，他们看起来都会带着点怀疑和不确定，好像我刚刚说了什么稀奇古怪的词似的。可自我关照和自我同情明明只是"照顾好你自己"在当代的一种新说法而已，长久以来，数以百计的灿烂文化和开明社会都是这样一路发展过来的啊。

　　说得更具体点，我把自我关照看作是照顾自己的实际行动，而自我同情是一种伴其而生的态度。我们应该避免二者中只产生其中一个，而缺少另一个（比如我的外在行为能照顾好自己，但是内心里还是对自己很苛刻），关照与同情需要相辅相成携手并进。我造了个词，叫关情：意思是富有同情心地关照某人。

　　我真是搞不懂为什么人们不愿意对自己抱持善意和同情心。善待自己在西方文化中被想当然地公认为自私自大、对他人不公平或是被看作软弱的苗头。我们在此郑重澄清：绝对不是这么回事。抱着善意和同情心对待自己，不管是在身体上还是心理上，都会大大改善你自己以及周围人的健康状况。同情聚焦疗法、正念疗法以及神经科学的研究结果全都显示，要想好好活着，自我关照和自我同情是必不可少的，而非可有可无。

　　有了前面教给大家的自我治疗第一分钟的发现，我现在想请大家在第二分钟里问问自己今天需要些什么，以及你如何怀着"关情"接近自己的情绪、身体和头脑。

我今天的情绪需求是什么？

想要思考怎样才是对自己情绪需求的最好回应，最简单的方式就是想想自己会怎么回应一个悲伤的小孩。大多数人在看到孩子哭泣、沮丧、害怕或表现出脆弱时，都会想要去安抚孩子。这是一种本能的原始反应，也正是我们应该在自己的情绪被唤起时（特别是那些难搞的情绪）对自己正确的回应方式。

无论核查时发现了什么样的情绪，你都可以试着问一问它们："你需要什么？"给情绪一点时间，可能它会用一幅图像、一个词语、一段记忆、一种声音甚或脑海中的一首歌来回答你。来访者经常说在这个过程中获得了对自己很有价值的领悟。以下是一些情绪的需求示例：

悲伤：我需要休息；我需要放松；我需要被听到；我需要停下来。

愤怒：我需要改变现状；我需要被理解；我需要表达出来。

恐惧：我需要感到安全；我需要知道自己并非独自一人；

我需要知道一切顺利。

孤独：我需要陪伴；我需要被理解；我需要新朋友；我需要有人倾听我。

如果你觉得自己已经搞清了情绪的需求，那么就可以决定采用何种"关情"的行动了，这可以帮你把自己当天的情绪照顾好。

对自我情绪有益的实操步骤都有哪些呢？

琢磨一下都有什么能帮助自己找到放松、舒适的感觉。下面是些能安抚人心的实操步骤，供你自取：

- 休息
- 一日游
- 和朋友共进午餐
- 在公园里散步
- 看场电影
- 烹饪美食

我怎么对待自己今天的情绪呢?

你想要跟自己好好相处吗?你想要平静地、抱着善意和接纳来与自己对话吗?你能放弃对自己的评价、批判与苛责吗?

留意你的这些情绪是如何安顿下来的,它们之所以安顿了是因为它们开始被允许、被看到、被听到并以本来的样子存在,它们被你满怀着同情接纳了,被好好关照到了。这种情况可能以前从来没有真正发生过。现在你和你的情绪自我是和谐一致的了。这是一种有力量的生活方式。

我的身体今天需要什么?

核查身体状况时,无论你在身体里发现了什么,重要的是对其做出回应。你可以这样询问你的身体:你需要什么吗?

下面给出来访者的例子,他们都有过强烈的躯体症状。现在我们来看看这些症状以及症状背后的需求。

疼痛:我需要释放;我需要自由;我需要离开;我需要放手。

紧张：我需要更放松；我需要空间；我需要表达出来。

刺痒：我需要放心；我需要思路清晰；我需要个计划；我需要获得安宁。

在感受到自己身体需求的那一刻，你就可以做出决定，究竟要采取哪些关情的行动来照顾自己当天的身体了。

对身体有益的实操步骤都有哪些呢？

各种活动形式里，总有一款适合你。活动能帮你释放累积在身体里的负能量，我相信只要做起来就会产生流动，而流动能帮你解锁"卡壳"的区域。下面是一些能安抚人心的实操方法，供你自取：

- 体育锻炼

- 身体拉伸

- 做瑜伽或普拉提

- 散散步或跑跑步

我怎么对待自己今天的身体呢？

你会与自己好好相处吗？你会怀着善意与接纳温和地对待自己的身体吗？你会对肉体的自我放下评价、批判与苛责吗？你会为你的身体提供支持健康所需的营养吗？

做这些事情的时候，你同样也要留心自己的身体是如何安顿下来的，它之所以能安顿是因为自己原本的样子被认可了，它已经被你满怀同情地接纳和关怀到了。这种情况有可能以前从未真正发生过，但现在你和身体达成了和谐一致。这也是一种充满力量的生活方式。

我的头脑今天需要什么呢？

就像身体里的每个组织器官一样，人类大脑有时也会超负荷工作。它需要时间休息，也需要时间重启并恢复。如果你整天都腾不出时间来让它休息、重启、恢复，那你的大脑很快就会耗竭。所以照顾好自己的大脑与照顾好自己的身体同等重要。

一定要记住，你的大脑就像海绵，它会吸收你生活里的点点滴滴，也会参与到你所有的经历中。当你过度思考时，它会做出回应。当你处在压力情境中，它会激活你的"威胁应对"机制。简单来说，除非你给大脑发出暂停的指令，否则它就会一直运转下去。像冥想和呼吸调节这样的技术手段可以非常有效地帮你指导大脑暂停下来或者放慢速度，可以为你制造出心境平衡的稳定态。但你也不一定非得做冥想或呼吸调节——任何能帮你在日常生活里制造出平和感与空间感的方法都很好。

对头脑有益的实操步骤都有哪些呢？

除了可以做冥想和呼吸训练，你也可以尝试每天做做这些活动，希望下列方法对你有用：

- 让你的大脑休息一下（阅读那些让你心情愉快的内容，观看你最喜欢的电视或电影）

- 把紧张焦虑和压力减小到最低程度

- 给你的大脑提供一些有营养的资讯（比如激励人心的播客、纪录片、TED 演讲、你感兴趣的写实主题图书）

- 让自己处在天然绿色的空间里（别忘了科学研究向我们强调过大自然是多么有益于心理健康）

- 多吃健康的食物会促进大脑的健康（关于富含营养的食物可对心理健康产生积极影响，网上已经有营养专家给出的大量信息了）

- 和善地与自我对话（批判式的自我对话会产生痛苦）

记住：你的大脑是一切事物的核心。大脑健康不是可有可无的奢侈品，它绝对是你的生活必需品。

我怎么对待自己今天的头脑呢？

你会与自己好好相处吗？你会怀着善意与接纳，温和地对待自己的头脑吗？你会对自己的想法放下评价、批判与苛责吗？你会给大脑一些时间来重启和恢复吗？

留意一下你的思绪是如何慢下来的，脑海中的声音又是怎么变得更温和、更有人情味的，弄明白你这些想法是如何变得更清晰的，又是如何从根本上变得更有帮助的。它们变得合乎情理了，是因为你的大脑被充满同情地接纳和关照到了。这种情况可能以前从未真正发生过，但现在你和你的大脑达成了和谐一致。这是一种充满力量的生活方式。

第三分钟：感恩和目标

我们的大脑生来就是为了寻找问题的。神经科学家估计我们的天性中有大约60%的想法都是消极负面或者充满恐惧的。这个占比是非常高的！但是好的一面是，大脑认为自己是在帮我们走出困境。大脑的设定就是要为最坏的情况做好准备，以协助你规避伤害或危险。有时候这样的确管用，但也经常过犹不及，反而造成了我们没必要的心理困扰。

好消息是我们对此有一剂简易的灵丹妙药，那就是：感恩和目标。

二者都可以帮助大脑转换成更健康、更合适的思维方式，而这可以彻底改变你的生活。

感恩

首先我要说，我并非一开始就喜欢感恩这个概念，后面我会解释原因的。我自己坚持练习冥想很多年了，曾经有一位冥想老师非常强调感恩的重要性，但他总是让我觉得内疚。他常常声称无论我们班里的任何人遇到了任何问题，只要跟这个世界上其他人所经历的相比，就都不算什么了。然后他会列举出各种自然灾害、战火蔓延的国度或是一则悲惨的新闻头条，之后就会要求大家背诵一句咒语：我有太多要感谢的。

有天晚上下课之后，我注意到班里的一位女士坐在工作室附近的墙根下，我能看出她在哭，我小心翼翼地靠近她想确认她是不是还好，结果发现她状态很不好。有意思的是，她说自己上课时也会有那种羞耻感，因为对于生活给她的温柔以待，她并没有心怀感激。实际上，她正沉浸在深深的悲伤中，根本顾不上感恩。

她在谈话中告诉我，自己 21 岁的儿子去年死于一场摩托车事故。她正处于深深的哀痛中，还在试着从巨大的悲伤和丧亲中走出来。她对自己忘记了别人的困境而感到内疚。

但她其实不是忘了，只是哀伤暂时遮蔽了对他人痛苦感同身受的能力而已。

我认为很重要的一点是，如果我们要感恩，那就只感恩，而不要掺杂着羞耻感。我完全能够理解当你感到抑郁、焦虑、孤独、丧失或无望时，要去唤起内心的感激之情是极其困难的，所以你做不到也完全没问题。人类的头脑在这些时刻不会自动蹦出感恩的想法，因为它要忙着生成那些可怕的想法！但这也正是大脑有趣的地方，心理学和神经科学的研究显示，当我们进入"感恩模式"（哪怕我们并不喜欢它或者被迫进入该模式），大脑就会开始自动产生让我们感觉良好的化学物质，例如多巴胺、血清素和催产素。简而言之，回想那些让你觉得感激的事物会帮助你快速改善情绪减少焦虑。你做得越多，这种改善就越有效。我知道这听起来有点太简单以至于不像真的，但科学证据让我们不得不信服。

现在，保持坐姿，闭上双眼，在自我治疗的第三分钟里，想出三个你生命里让你充满感激的方面，不管是你的朋友、家庭、宠物，还是工作、房子、资产、健康，甚至可以是当天的天气，肯定有什么东西是你真的心怀感激的。

当你确定了是哪三个方面后，就对自己大声地说出来，如果感觉有用就多重复几次。研究显示，用言语的方式说出感激，即使只对自己说出来，也能加强有益的影响。

做这些练习的时候，也给自己来上几个深呼吸，观察一下在情绪或情感上有没有转变。然后到此为止，接着进行第三分钟的下一个阶段：设定一天的目标。

目标

我们可以通过设定一个健康的目标来让一天更美好。当然，拥有一天的生活目标并不意味着你的目标必然会实现。你可以把目标定为当上百万富翁，但并不是说这真的会发生！

我们先回看一下你在第四章里做过的，你想要生命里发生改变，这些改变会带给你更美好的未来。然后再看看你在第五章里所做的，围绕着真实的自我以及采用更灵活的新规则、理念和价值观去过好自己的生活。那么现在来到第六章，在你为当天设定目标的时候，我鼓励你将目标朝向对你真正重要的方向来设定，包括那些能让你发自内心感到快乐的、有联结感的、心平气和的事物，而不是纯粹物质享受的或是那种自大自恋的欲望。

闭上双眼静静地坐一会儿，集中注意力盘算一下当天的三个目标。我想先和你分享今天我自己的三个目标，希望对你有所启发：

- 我会出席今天的活动并且竭尽全力

- 我会照顾好自己，特别是当我感觉要崩溃的时候

- 我会尽力对今天接触到的人报以理解和同情

你的目标可能每天都变，但是在内心里你一直记得设定这些目标的最终目的是让自己的生活保持稳定，就像每艘船都拥有一只船锚那样。如果你在一天中的任何时刻偏离了航线，你都可以提醒自己：我原本的目标是什么来着？并以此回归稳定的基态。

第四分钟：着陆技术

为你的一天做好准备也包括着陆这一步，我指的是稳定自己的身与心。虽然我们介绍的着陆技术只有短短一分钟，但如果你的时间充裕而你又愿意的话，这个练习也可以多做一会儿。

你现在已经从前面的基础性知识里了解到，你的头脑里经常会以令人难以置信的速度产生大量想法（其中的很多想法都是无益于你的），过于忙碌的头脑会产生压力，当你因压力而感到紧张的时候，身体又会产生更多的皮质醇激素，这会导致你的神经系统反应，产生强烈症状，也就是说，你的头脑和身体都会立刻进入"威胁模式"：它们预料会有危险或伤害降临，所以做好了应对的准备，这会引起生理反应以及激素反应，正是这些反应会让你感觉神经过敏、紧张兮兮。

一旦你在每天开始的时候有意识地放慢速度，你就是在对大脑发送一个信号，告诉它不需要一直处于"威胁模式"中。

这样做有助于减少大脑的一连串活动，也就减轻了我们所说的紧张或焦虑感。

有很多着陆技术可以用来平静内心、放松躯体。如果你已经找到了特别适合自己的方法，那么就继续使用它。

对于初次接触"着陆"这个概念的朋友们，我要给大家介绍一个我认为是最有效的着陆技术。我和来访者定期使用这一技术，它也曾经在我以前的著作里提到过。

如何练习着陆技术

我想先声明，着陆技术是要花点时间练习的，但是你一旦做上几次并且掌握了其中诀窍，自然就会变得水到渠成了。我鼓励你每天都遵循这个相同的程序，因为自我治疗中的这个部分会在之后成为你稳定的安全之所。

保持坐姿，闭上双眼，按照以下三个步骤来：

1. 想象自己来到了一个地方，这个地方代表着美丽与和平（每天都想象一个同样的地方，这样可以建立熟悉感和安全感）。允许自己尽可能地去感受这里的方方面面：包括这个地方都有什么颜色，有些什么声音，有什么样的气味，有哪些感觉和味道。轻轻地呼吸并享受头脑中想象出来的这种宁静。这时你正在运用想象力来调整自己的心态。

2. 一旦你放松下来，就选择一个词语，这个词是要帮助你的内心确认自己已经到达了安全之所。和上一个步骤一样，每天也都使用这同一个词语。它可以是任何一个词，但我和来访者一起工作的时候更喜欢找类似"平和""平静"或"喜悦"的词语。然后就对自己大声地说几遍这个词。你正在运用语言来强化一种更平静的状态。

3. 最后，当你整个人都沉浸在这个安全之所时，用双手轮流拍打自己的两侧大腿，以缓慢的节奏从左至右拍打，要慢一点，太快了没用，这样做上 20~30 秒。这时你正在运用一种我们称为双侧刺激的技术。大体而言，此时你的想象力已经到达了一个平静的所在，而你之前选择的那个词强化了这种想象，这一步骤中练习的拍打动作又进一步给予了躯体强化，这会给你的大脑发送一个信号，即它不需要再处于"威胁模式"待命了。稳定的拍打节奏产生了一种放松感，促进了脚踏实地的感觉。

做完这些后，睁开双眼，在这一天的生活中给自己重新定个位。

每日自我治疗的准备阶段至此就算完成了，无论今天会发生什么，你都已经做好了面对的准备。

你花了四分钟时间完成了以下四个部分：

- 核查自己的情绪状态以及身体和头脑的状态

- 弄明白自己今天需要什么

- 练习感恩

- 着陆技术

下午的时候你还会再用三分钟时间来做每日自我治疗的练习。这会成为你日常生活中固定的一部分，它会使你坚强、保持专注、生活步入正轨。

第七章 保持稳定

本章我们主要聚焦于那些可以帮你保持稳定的治疗技术。如果说早上的练习是让你为一天做好准备，那么现在的这个部分则相当于一种平衡器，它能使你步入正轨并且帮你在这一天接下来的时间里保持真实的自我。这部分的练习只需要三分钟，但是和之前一样，如果后面没有什么急事等着，你也可以让时间宽裕一点。

有充分的证据表明，很少有人会在一天中停下来休息，好好关注一下自己的心理健康。正如我们前几章说过的，那样会很容易掉入不停努力直到筋疲力尽的陷阱，而人们在筋疲力尽的时候又会很容易走回之前的老路。

然而心智保养（mind maintenance）和自我关照都是必不可少的，这一点我们已经从前面的基础理论了解到了。我们有责任停下来，同时确保心智处于健康的范围，我们也能很好地关照自己。而这些都是这三分钟自我治疗的重点。

有时我们会对自己的一天拥有最美好的计划，但有时又计划赶不上变化。周折不顺、干扰不断、冲突争执、头疼脑热、列车晚点、惹人烦的家伙、不可理喻的上司和交通堵塞都会妨碍我们这一天的美好结束。

我想起有一位叫米拉的来访者，她就经常成为这种情况的受害者。她会在冥想练习中开启新的一天，然后去健身房，茶歇的时候再做一次冥想，并且会将很多众所周知的自助技术贯穿一整天。然而我却发现，她依然把自己的生活过成"糟糕的一天"。

当我们就这一点进行深入探讨的时候，我发现米拉这份调查员的工作竞争激烈且极其不可预测。当我们追踪她一天的状态怎么会恶化时，往往发现都和她的思维方式及行为方式有关。当一个项目的截止日期发生调整时，她就会开始这样想："我应付不来的，我要失败了。"

而当有同事批评她的工作时，她就会想："是我不够好。"

"我看起来就像个骗子。"问题是米拉会被这些想法深深地卷入（因为这些想法都和她的信念体系相关联，信念体系这个概念是你在前面的基础知识里学过的）。还不止于此，米拉落进自己的思维陷阱后，她也就落入了与之关联的不健康行为的陷阱中。她会变得和同事们争论不休，之后又龟缩一隅，这样的结果就是她常常感到孤立。这种模式也同样在她的家庭生活中延续。

米拉只是掌握了治疗的理论，但是并没有对其身体力行。她只是走了个冥想的过场，从表面上看她在做自己应该做的一切事情，但是她需要从内在真正地对自己的想法和行为做出改变，然后保持这些改变。还记得前面我们讲过的吗？这就好比她只对蛋糕的表层做些裱花装饰，但是并没有产生直达蛋糕中层和底层的改变。

对大多数人而言，与其说是事件本身造就了我们的糟心日子，不如说是我们对事件的情绪化反应导致了我们的糟心日子。当然这并不包括那些更严重的天灾人祸，比如丧亲之痛、恶性事故、人间惨剧之类的，对那些事件产生强烈的情绪反应自然是情有可原的。

同样，和引发这些行为的事件本身相比，我们在事件之后的行为类型往往也会对我们的生活造成更多消极后果。健康的行为往往导向更健康的生活，反之亦然。

每日治疗的稳定阶段要在三分钟的时间里关注三个方面。我鼓励你在开始之前先单独练习一下之前在准备流程里教过的着陆技术。这会让你在正式开始前进入健康的头脑空间。

我还想鼓励你把这三分钟的练习挪到户外进行，或者是在你运动的过程中来做——比如散步的时候。假如因为身体不便而活动受限，那我希望你在屋外进行，或者至少坐在能看到室外风景的地方。我还要建议你找一个可以安静下来不会分心的地方，最好是接近大自然的地方。大量研究已经表明，哪怕是在大自然中短暂地散步一会儿，也可以帮助我们减少焦虑、降低血压，提升我们的幸福感。

你早晨的练习是闭上双眼坐下来的静态治疗，而现在这种是更加"动态"的治疗。你在专注于下列三个方面时，运动行为会在你的练习中注入更多能量与动力，还会鼓励你走出生活的常规。当你尝试新鲜事物时，旧有习惯就会改变。

你要专注的三个方面是：

第五分钟：微调你的思维陷阱和不健康的行为

第六分钟：健康行为回顾

第七分钟：随机善行

我想要提醒你的是，你现在就是一位心理治疗师，你现在就在运用你的智慧和洞见管理着自己的脆弱或软肋，这两点你比任何人都更了解。

要记住你每进展一点，都会让自己距离那个更健康的图景更进一步。你正在重新训练自己的大脑，正在创造新的神经通路，这些都能使你的头脑以更灵活的方式运转。这三分钟可不仅仅是一次户外散步的时间，这三分钟乃是一次高强度的心理干预，能将你的一天塑形。

第五分钟：微调你的思维陷阱和不健康的行为

现在你已经从自己今天的生活中脱身出来，置身事外，并且让自己安在当下，让我们一起回顾一下目前为止这一天的情况，将你的意识带往任何你经历过的艰难时刻。

当你反思这些事件的细节之处，问问你自己：我对此事件的情绪反应是怎样的？我表现出了哪些消极的思维模式？可以这样反思，比如，你假定最坏的事情发生，你基于别人的想法做出假设（但可能别人并没有这样想），陷入自我破坏的模式，认为自己是问题所在，或是陷入在你悲伤、愤怒和紧张时反复出现的任何其他消极想法的循环。

然后问问你自己：是什么潜在的信念引发了我内在的那些消极思维模式？

最后问问你自己：我今天有哪些不健康的或是有问题的行为呢？这些行为要么是由目前为止出现的消极事件引起的，要么是由随之而来的无益于己的思维模式引起的，要么是由伴随着的潜在信念引起的（比如"我怎么能和自己的老板争执呢？""我怎么能拒接朋友的电话呢？""我怎么能开会迟到呢？""我怎么能对商店里的那个人那么无礼呢？"），还是说，是所有这些导致了消极事件呢？

首先，我们来看看如何微调你的思维陷阱。

要做到这一点，我们就要再复习一下第五章里讲到的重整消极思维模式的技术。

考虑：支持你这些消极想法的证据是什么？你通常都找不到什么证据。然后：有哪些有益的想法能替代你之前无益的想法？最后：是时候放弃那些无益的想法了。

我想讲一下我的来访者杰克经历的一个场景，感觉会是个适合这部分内容的好例子。

杰克计划和一位朋友共进午餐，但他们没吃成。更糟的是，他在社交媒体上却看到了自己这位朋友和另一位朋友共进了午餐，他感到失望透顶，怒火中烧。

在这种情绪下，杰克给这位朋友发了短信（用了脏话），说自己再也不想看见他了，他们友谊的小船已经翻了。

杰克认定自己是被朋友拒绝了，而这种拒绝像扳机一样触发了杰克，以至于激起了很多消极想法和潜在信念，这些都是杰克一旦面临挑战就很容易反复出现的消极想法和潜在信念。

他在这次事件中的思维模式如下：

- 他怎么能这么做？

- 我肯定是个垃圾朋友

- 没人在乎我

- 我会孤独终老的

- 我讨厌他这么做

- 我是个废柴

等等。

他的潜在信念如下：

- 我肯定是让他失望了，我自己就是个大写的失望

- 这肯定是我的错

- 人们总是拒绝我

- 我不够好

正如你所预料的，这番经历对杰克的消极影响一直持续了整整一天。

我们快进到那天晚上，杰克的朋友来家里找他，因为他被短信内容给搞懵了，也不明白杰克为什么对他发火。朋友给他看了自己那天早上收到的杰克发来的短信，里面说"今天不

行了，咱们下周再安排"。这是杰克本来想要发给一位同事的短信，意思是要取消一场会议，结果却误发给了自己朋友，所以朋友才另约了别人吃午饭！

无论是杰克的想法，还是他的解读，其实都是不准确的。在心理学里，我们把这个叫作"认知曲解"（cognitive misinterpretation）。认知曲解会使人抓狂，还会给人带来很多问题。我们小脑袋瓜里能产生的各种故事版本，离奇到说出来让人难以置信，我们中的好多人都快能写出电影剧本了！

所以我们要停下来，想想自己每天会有多少次曲解他人的言语、动作、面部表情和行为，也要想想自己如果没有停下来检验最开始的假设对错与否，又会带来多么大的痛苦和烦恼。

杰克本可以打电话过去听朋友说清楚这是怎么回事，或者核对一下自己之前发的约饭短信，他本可以顾念一下两个人共同划过多年的友谊小船。但就因为他被一下子触发了，所以就陷入了高度情绪化反应的陷阱里。

在这部分练习过程中，你有责任觉察自己的思维处于什么位置，也有责任知晓自己可以做出哪些修正用以改善那些想法。糟心的一天就可以即刻转变。

接下来，我们要考虑一下，以后再遇到这种激发自己不健康行为的事件时，我们可以怎样更好地回应。因为在这之后还会有其他人和事物继续触发到你，这是很自然也很正常的，而你不能杜绝那些触发你的因素，但你可以学会更好地回应。

问你自己一个问题：什么回应方式是对你更有益、更灵活的呢？

我知道自动化的消极行为反应作为你生命的一部分可能已经存在很久了。改变这些行为要花时间每天练习，但你越多地挑战这些不良行为，你就能取得越多的进步。记住：每次你用更健康的回应替代消极回应，都是在改变你的神经通路。

举个例子，或许你和伴侣或室友曾一再爆发同样的争执，因为你没洗碗而让他们不爽（我相信我们都遇到过这种情况），他们觉得你不尊重他们，你用一些伤人的表达激烈回应，然后他们又会更加难过，气氛紧张而胶着。

之后，你在自我治疗的过程中反思并识别出一些自己旧有的行为套路又在上演了，一开始你是回避问题的、以自我为中心的，所以当有人指出你的这些部分时，你那些愤怒、投射和防御的模式就立刻出现，然后你把对方当成了问题所在。

现实情况是，他们并非问题所在。他们就像拿了一面镜子给你，反映出了你自己的弱点和不完美，而这些是很难被接受的，更难以接受的是被别人看到自己不完美时的那种羞耻感，所以你很容易就会跳起来反击。我想知道这类事情在你的生活里会多久发生一次，答案是我们生活里每天都在发生这样的事情。我们经常在自己都没完全搞懂为何觉得那么受伤和愤怒的时候，就已经与他人处于交战状态了。

我刚刚跑题了，我们说回洗碗。那么更健康的心理反应是怎样的呢？让我们倒回去，你没洗碗，你的伴侣或室友很不爽，他们说你不尊重他们。

在这个节骨眼上，你最初的原始反应是要开始生气了，因为你的伴侣或室友对你挑刺儿，还让你注意到了自己的一个弱点。但在你做出回应之前，在对你非常在意的、很想与其共度时光的人做出更具破坏性的行为之前，你先允许自己停下来一会儿。你可以向对方示意自己要待一会儿，之后会回到他们身边。而这一会儿的时间能给身体和心灵一点空间去反思，又不会让你的伴侣或室友感觉被阻隔，还能使交流的通道保持开放。暂停这一会儿，你就能注意到自己伴侣或室友的情绪真的很不爽。

这时你对自己问出这两个问题：

1. 此刻我自己发生了什么？

2. 我能怎么好好回应呢？

简短的反思时刻可以帮你意识到自己的不可理喻，意识到自己的回避，还有那么点自私。你向对方承认这点并对他们保证自己会努力改进，他们就会平静地回应你，对你说谢谢，然后你去把碗洗掉。

战争得以避免。

这就是我所说的健康的回应以及心理灵活性。你承认自己的不足，负起自己的责任，并向对方报以尊重，而结果会迥然不同。你的日子会过得更加平静、更加安宁。

我知道你现在可能会这样想："但是这些争执发生得如此之快，我怎么才能喊停呢？"答案很简单，我们总要留出空间。与其用力过猛立刻反应，倒不如试试先让大脑安静下来，同时放慢你的反应速度，这样你就能弄明白发生的事情了。然后你就可以做出深思熟虑的、开放灵活的回应，而不再是那种防御性的反应了。毫无疑问，这么做会获得更好的结果。

这让我想起自己几年前有次坐飞机，工作人员在办理值机的时候给我指错了队，我预订的是经济舱座位，但工作人员让我排到了头等舱的队伍里。坐这个航班的乘客还挺多的，快排到我的时候我才发现不对劲，我意识到自己捅了个大娄子，因为我如果想纠正这个错误就要从头开始去排另外一个超级长的队伍，而如果我继续排现在的队伍又可能导致我的行李被归为查无主人，直到最后被搞丢（以前发生过这种事）。这激发了我强烈的情绪反应：我很害怕丢人丢到机场。这时我注意到一位工作人员朝我走来，同时意识到我的行为将要变得充满防御性，还做好了激辩的准备。我进入了"战斗"模式。

我暂停了一秒，看了看自己身上正发生的强烈反应。我当即决定转换模式。当工作人员走近的时候，我对她报以微笑并解释了自己意识到排错了队。模式的转换让我身处更冷静的头脑空间，这也意味着我的思维足够清晰，让我想出了一个解决方案：我可以问问空乘可否把我排在头等舱乘客后面，等大家都办完值机手续再帮我办理。她对我表示了感谢，看起来也松了口气（我想她原本以为会吵上一架）。我就站在队伍旁边等了一小会儿。

之后没多久，我登上飞机后右转去往经济舱，在我来到经济舱自己的座位时，一位机组人员拍了拍我的肩膀并让我跟他走。他们竟然给我升到了头等舱！

只是一个简单的决定，觉察自己的反应并有意识地判断如何行事，却带来了如此积极正向的结果。唯一有点缺憾的是那次航程只有五个小时，我是不喜欢飞长途的，但那次我却飞得不想降落！

健康的行为有助于产生健康的结果。你在这部分练习中的重点是，对于目前为止一天中的各种棘手处境，都要想一想那些健康的替代性反应，这将帮助你在这一天剩下的时间里产生更多积极正向的结果，甚至往后的几天也会因此受惠。

第六分钟：健康行为回顾

认知行为疗法主张我们的行为可以直接影响我们的想法和情绪，并认为情绪、想法和行为三者是互相关联的。

出于同样的原因，认知行为疗法也支持下述理念，即心理治疗过程以外的积极行为改变与心理治疗中的对话过程同样重要，二者都会改善我们的心理健康。对抑郁症的研究显示，单独进行认知层面的干预不会让抑郁症患者有改善，他们需要积极参与到自己的日常生活中。而这与我的方法不谋而合，心理治疗一定不能只限于谈话。在我看来，除非你也愿意改变自己的行为，否则只关注想法、情绪和心理过程是毫无意义的。

在我多年的临床经验里，我发现行为改变有时候会被我那些做心理治疗的来访者所忽视。他们想要的、许诺的和盼望的都可以表达出来，可是表达完了会付诸行动吗？很少有，除非那些行动在心理治疗过程中被明确地给予鼓励。我是怎么和他们说的呢？"如果你不准备改变自己的日常行为，那我也无能为力。"这话听起来忠言逆耳，但事实如此。

心里带着这个觉悟，我们就可以进入你户外练习的第二分钟内容了。

我想要你想一想，你今天做的哪些行为激活了自己、鼓舞了自己并让自己感到积极正向？可以是慢跑、参加读书俱乐部、学跳舞、在大自然里漫步、冥想、画画、游泳、做志愿服务，或是任何对你来说代表着"投入地生活"的活动。

反思自己的这些积极行为时，你可以思考下列问题：

- 你今天做了哪些跟个人健康有关的事情？

- 在你的能力范围以内，你有多积极主动？

- 除了每天按部就班的事情以外，你还参加了哪些健康的活动？

- 你今天做了哪些能使身心兴奋的事情？

- 你对自己今天的生活有多投入？

- 你今天做过什么对自己健康有害的事情吗？（如过度饮酒、滥用药物、暴饮暴食或营养不足或食物摄取不足、不安全的或自我感觉不好的性行为、强迫性消费或过

度消费）

每个人的日常习惯不同，你的回答可能每天都不一样，但这个练习的理念是，假以时日，你就能逐渐觉察到自己的行为以及这些行为是否需要改变。

这就需要你在一天中剩下的时间里做出更积极行为的承诺。请思考以下问题并让答案指引你度过剩下那些更健康更积极的时光。

- 我今天的健身计划和承诺是什么？

- 在我的能力范围内，我何时能空出做积极活动的时间？

- 我今天能做点什么让自己感觉健康有活力呢？

- 我今天怎样用健康的方式激励自己？

- 我今天怎样才能更投入地生活？

- 我今天需要摒弃哪些不能给我正向支持的行为？

要记住，练习的这个部分是帮助你在一天的中间时段重拾掌控感。哪怕这一天过到现在全都不如意，这种健康行为的回顾也能让你做点什么。你是自己行为的主人，而不是被行为掌控。

第七分钟：随机善行

　　我纠结了很久要不要在你们的每日练习中加入这个部分。尽管有些心理治疗模型里已经有了"善行"这个概念的影子，但这个概念真正起源于东方精神。抛开这个不谈，我们好像有一种倾向，就是当我们听到"善意""自我关照""同情"等这种词语时，更容易将这些理念认为是不足为道甚或虚情假意的。但我在这里要说的善意是那种更加复杂的、微妙的类型，远远不止一个标签（尤其是在当下说到的时候）。别把它小看成平时口头说说或敲敲键盘的那种——因为它会改变你的行为。漂亮话谁都会说，但靠谱的还是得看行动。

　　本着好孩子不撒谎的原则，我承认自己其实不太想用"善意"这个词，因为这个词在当代社会里已经和社交媒体及宗教产生了共同关联。我相信你已经对#要善良（#bekind）这个标签很熟悉了。虽然其潜在的信息是积极正向的，但是这个标签却在有毒的推文中被一再提及，它还经常被用在跟善意毫不搭界的地方，目的是用于维护不友善和欺凌行为。

然而，如果我们将善意整合进我们的生活里，它就会成为一种强大的治疗性力量，为我们带来积极的改变，我详细说一下。

当我们作为人类痛苦挣扎的时候，很自然地就会转向我们自身。我们会开始自我检讨（introspection）、自我关注、隔离，并且会对他人的需求提不起兴趣。这是自我保护的一种形式，在我们进行恢复或休养时，这样做有时也是为了自己更健康地生活，但如果成了一种长期模式，那就有问题了，因为它会使低落的心境、焦虑的情绪和普遍消极的模式进一步恶化。已有研究告诉我们，对他人的善行可以增加我们的幸福感。之所以会增加我们的幸福感，主要有几个原因。每次你做出善行：

- 你就会分泌出多巴胺、血清素和催产素这样的化学物质（都是会让你感觉良好的激素）

- 你就会感受到与他人的联结

- 你就会打破自我检讨的模式

- 你就会感到有价值并且有使命感（比如助人会让你感觉更良好）

- 你就会感觉自己为了获取更大成就而正在与其他人朝着共同的目标一起努力

对于我们中的大多数人而言，我们在建立关系的时候，友善对待那些我们亲近之人是很容易的，权衡善意的影响也很容易。既然我相信任何善行都是好的，那我也相信，相比只善待和自己关系好的人，对那些不认识或不亲近之人做出随机的善行更有力量。

我这话是什么意思呢？

向我们不认识的人做出善举会对施予的一方（也就是我们自己）而不是接受的一方产生更大的影响，因为做那样的善行更难，正因为更难，就使得这种善行本身更加无私了，而当我们变得无私的时候，我们的内在就会发生一些不可思议的变化。我们会超越自身的烦恼，会在当下忘记自己的伤痛。从更深的层面来看，我们知道自己正在为更伟大的至善做出贡献，我们就激活了自我疗愈。

这就是为什么我最终决定了要将随机善行囊括进你的每日治疗中。

现在我们来说说你如何将随机善行整合进你的自我治疗和日常生活中。

在这一刻，你要先花点时间反思都有什么随机善行是自己今天能做的，以及你会怎么做。我不建议你搞什么张扬的或昂贵的大动作，像是帮人家偿还按揭或是给谁买辆轿车。相反，我建议你考虑一下如何让他们知道自己也被人记挂着，而使他们这一天变得不同寻常。这可能意味着给路上遇到的无家可归者买个三明治吃，当同事看起来伤心难过的时候给对方泡杯茶喝，给一辆要驶离的车让开路，对某个看起来有点孤立的人微微一笑，和某个看起来有点孤独的人说说话，给某个你知道正在痛苦挣扎的人打个电话，或是给一位上年纪的邻居做顿晚饭。你可以从曾经照亮自己生活的事物中汲取灵感。

你这一分钟练习的目的，并不仅仅局限在思考你这一天要做出什么善行，这个练习还提醒了你，随机善行不单会让对方赋能，也会让你自己更有力量。

善意并非只是追逐风尚或标榜自己，善意是一种生活方式的选择，它是一种治疗，是一种反抗行为。

每日自我治疗的稳定阶段就到此结束了，无论这天接下来的时间里发生什么，你现在都做好了准备。

这三分钟里你做到了：

1. 列出了今天到目前为止你遇到的情绪挑战，识别了自己的消极思维模式、潜在信念和不健康行为。

2. 制订出一个行动计划，用以应对能触发原有思维模式、信念和行为的类似情境。

3. 回顾了目前为止你这一天的健康行为，并将更多的健康行为融入进来。

4. 做了一些随机善行。

你将在晚上回到日常自我治疗再做三分钟的练习。那会是你一天下来的反思和重启环节，它是第三个阶段，也是你自我治疗核查的最后阶段，你将探索这一整天的教训，摈除无益的想法，来使自己进入一夜梦乡。

第八章 在一天结束时进行反思和重启

你曾经有过这样的时候吗？你看着自己的床，幻想着躺进去然后迷迷糊糊地进入梦乡？这个念头是如此诱人：没有噪音，没有打扰，没有人需要你（家有幼童的暂不适用——抱歉！）。你只是纯粹地休息，纯粹地睡觉。是时候给自己几个小时来远离一切了，这是一种安全的逃离，是你的充电时间，这会让你为第二天做好准备。

每一项针对睡眠的研究都强调了其对健康幸福的积极影响。但不幸的是，并非每个人都可以轻易入睡。很多人是带着巨大的压力精疲力竭地上床的。白天未解决的事务还会引起无意识的思维活动，所以睡眠也常常会被其打断，很多日间的压力会转为夜间的压力，而且孤独的夜晚会让人感觉这些压力格外难以应对。这就导致了一种高度警戒的状态。睡眠没有得到充分利用，而这又会对身心健康产生不利的影响，人们未能以一种健康的方式结束自己的一天，其结果就是失眠。

在前面的章节中我曾提到从床上爬起来自动开始一天的忙碌，我们通过准备阶段的练习处理了这个部分。我们在晚上也表现出了同样的问题，很多人虽然进了被窝，但大脑还没有关掉"电源"，这就很像是睡在了高速路上飞驰的汽车里。

对于我们中的一些人而言，除非能把白天发生的事情抛诸脑后，否则睡眠将是一项艰巨的挑战。我们简直就是和很多人、很多消极事件及情境挤在一个被窝里睡觉啊！我们这才叫名副其实的"和敌人睡在一个战壕里"。

你有多少次会在自己想入睡的时候却为了白天的生活思虑好几个小时？你有多少次翻身下床只是因为忘了把鸡肉解冻？又有多少次你拿起手机登录电子邮箱只是因为忘了回复某人的消息？以及有多少次你决定要在睡前补看一集电视剧？（对不起我以上皆是）

几年前和我做过心理治疗的一位女士，极度担心自己在他人眼中的样子，她描述了自己上床睡觉时的情景。她会复盘自己白天的各种事情，想要弄明白自己是否冒犯了谁、烦扰了谁，或是惹谁失望了。在我们的某次治疗过程中，她开始说出一些她会花时间顾虑的人的名字，结果大约说出了 20 个人的名字，我还记得自己对她说道："每天晚上你脑海里带着好多人和你一起上床啊。"

"可不是嘛，这可太放荡啦！"我们俩都大笑起来。但重点是，这样她就没有空间让自己来休息和"充电"了，她永远都处在"开机"的状态，而这样整个人是无法长期维持下去的，不光她做不到，我们中的任何一个人都做不到。

如果你觉得这听上去也是自己所熟悉的状态，那可能你也是时候要做出改变了。

我们每日练习的最后部分就是：反思和重启。别管你睡前的热巧克力是否能令你安眠了，要说真正的放松，还得靠睡前治疗。

怎么做呢?

和你的晨间练习及午间练习一样,我很在意时间,尽管这个练习只有睡前的短短三分钟(并不是真的要你躺着做),却是干货满满。(和之前一样,如果你想把这个练习做得时间更长一点,那也没问题。)我想让你再做一分钟着陆练习——也就是你的心理拉伸练习——在你正式开始之前。

如果你睡眠不好,那可能在这个练习之后你也想再运用一下着陆技术,这样能帮你上床之后更好地进入梦乡。

要进行这部分的每日练习,我建议你找个不被打扰的空间,在你自己的卧室就行,或者任何安静的地方。不过,正如我已经说过的,并不是真的让你躺到床上去。因为在床上做练习很有可能睡着,这样你就没办法获得治疗的全部好处了,也就不能潜移默化地对你当晚的睡眠质量产生连锁效果。

鉴于这部分自我治疗是在专业的心理治疗师缺席的情况下进行的,所以你可以用纸笔把你惯常会在心理治疗时说的那些话都写在记事本里，这是你的"处理"方式。

在附近放一小碗水，以及毛巾或纸巾，练习的最后部分会有一个情绪宣泄练习来洗刷掉一天的经历，这个我稍后再细说。但你不用担心，并不是让你做什么稀奇古怪的事情，只是我结束每次心理治疗时自己也会做的事情，而我想把治疗师的小窍门都传授给你。

第三阶段也是最后阶段将聚焦在三个方面：

第八分钟：日志和放手

第九分钟：今日份经验教训

第十分钟：净化整理，联结赋能，结束一天

这个环节我会给出一些东西让你想一想、说一说、做一做。

同样地，如果你无法在三分钟里做完所有步骤，也不要担心，和所有练习一样，熟能生巧，最终它会成为你的第二本能。

在开始前，我要向大家强调一个注意事项，特别适用于睡前练习，当然它也同样适用于全天所有时段的练习。

　　心理治疗的其中一个规则就是，永远不要接待醉酒或被药物影响的来访者，或是那些服用了改变情绪的非法药物的来访者（这里说的不包括处方药）。这是因为一个人的大脑在药物影响下无法正确处理信息。我这么说是为了保护你和支持你，完全没有评判谁的意思。只有当心理治疗的双方都处于清醒、理性、接受的状态下，心理治疗的技术才会有帮助。

第八分钟：日志和放手

　　有很多做日志的方法，但我要在这里推荐一种非常简洁而独特的方法，我自己也用这个方法，因为它能帮助我的来访者从自身经历中提炼出重要信息的内核，从而避免他们东拉西扯写成没用的长篇大论，因为这些长篇大论毫无治疗价值。用这个方法也意味着自我治疗分派给你的这三分钟不会超时，意味着你晚上能睡个好觉！

　　在第一个练习中，我们要识别出这一天中自己感到痛苦或不安的那些时刻。你在午餐时已经做过了针对上午的稳定练习，如果稳定练习中已经处理过的那些时刻现在仍然在你的内心作祟，那此时也可以囊括进来，然后我们来看看如何让这些时刻"撒手走人"。

你或许会担心，在要睡觉的时候回顾自己一天中的痛苦时刻，是否真的是一个明智的想法。我相信答案是肯定的。如果我们不去处理这些每天发生的事件而继续生活，我们就会一直带着这些事件，这样日积月累会对我们产生破坏性的影响。

我希望你采用一种结构化的方式回忆自己每天的压力事件或烦心事：

1. **事件**：把发生的事情写成一个清单，尽量保持客观且尽可能地接近事实。

2. **解释**：写下你对发生的事情是如何解释的，或你在事件中产生了什么信念。

3. **结果**：写下你的解释又对你的想法、情绪、健康以及立刻入睡的能力在当下产生了什么影响。

4. **闭合**：写下你识别出来的自己掉入的思维陷阱，写下支持你那些消极思维模式的证据，写下你替代原有无益想法的有益的替代性想法，以及，最后让这些消极想法滚蛋。

下面是一个练习的例子。

帕姆和一位下属同事开会时提到了对方不尽如人意的工作业绩，这导致了两个人的分歧，同事摔门而出还骂她"垃圾经理"。帕姆的行为是正当合理的，但她还是感到不安。就是这样一件事情，那天晚上她写的日志如下：

事件：和同事起争执。

帕姆在那天余下的时间里都在烦心这件事情，当她准备睡觉的时候，她意识到悄悄溜进心里的是自我怀疑。她写下了一个信念"我不该让别人难受"，这个信念是逐渐在脑海中成形的，于是帕姆在日志中写下了自己的解释部分：

解释：我不能让别人难过。

她意识到了自己的过度思维和担心，开始对第二天上班感到焦虑。她还焦虑自己无法入睡，这些都是结果，于是帕姆在日志里写道：

结果：焦虑，失眠。

然后她转换为"治疗模式"，识别出自己又落入了旧有的思维模式，即要取悦他人和太过在意别人的想法。于是她思考了一下证据，发现自己的职责就是要提升同事的工作品质，而保持沉默既不能帮到对方也不能帮到自己。她在工作领域取得了不错的成就，最近得到晋升，和其他同事也都相处愉快。她是一位好经理，她可以理性地推演出自己的行为很有效，还能让事件本身不再影响自己。于是帕姆在日志里写下了自己的闭合部分：

闭合：旧有模式被触发——我能放手。我做了正确的事情。

帕姆的情况很典型，那是我们很多人在日复一日的生活里都会遇见的情况。我们做了正确的事，却因旧有规则、信念或经验而产生了自我怀疑、自我指责或自我贬低。当你能看到这种自身失调的模式是怎么回事时，一切也就改变了。你不再依旧有的信念行事，而是探索自由与优势，并且为自己建立新的根基，你开始相信自己了。

有必要再提醒一下，你无须为他人对你的反应负责。有时候我们就是应该诚实做人，有时候我们就是应该发出挑战，有时候你就应该勇敢说不。你在这个世界上的目的不是取悦每一个人。你生而为人的最首要的目的是尊重自己并以己为荣。当你做到了这一点，生命便会自稳定真实之处生发出来。

现在你已经理解了晚间自我治疗的流程和形式，是时候反思和调整自己一天来的艰难时刻了。不要压抑它们，不要告诉自己它们并没有真的干扰到你，也不要忽略它们然后试图推开它们。同样地，也不要允许它们在你上床睡觉的时候还在你脑海中蔓延。要对它们进行处理，这个新习惯会帮助你创造更健康的新模式，理智地放手并且脱离那些对你不好的东西。

在你写完一天的日志后，依次回顾每个事件，然后，有意识地决定对每件事放手，一次一件。

我们都带着太多的"包袱"了。我们曲解，我们卡在无用的思维循环里，我们为太多事情而烦恼。这个练习可以帮助你跳脱出来，解除包袱，这是为一天画上句号然后进入梦乡的一种非常有用的方式。

在你进入下一个练习环节之前，先停下来做个深呼吸，具体想象一下一天中所有的焦虑和担忧都在消失，你不需要再带

171

着它们了，你已经准备好进入下一个环节了：从一天中吸取
教训。

第九分钟：今日份经验教训

生命每时每刻都在给我们提供经验教训。每一次互动、每
一个事件、每一场体验都附带着有用的收获。但是，如果你想
从这些经验教训中获益，则必须要敞开自己向其学习，你需要
知道如何在它们到来的时候发现它们。

当我们说到个人发展和成长的时候，有很多没用的论述都
在谈论所谓的"醒悟时刻"。这种论述倾向于促进这样一种理
念，即经验教训会以非凡的类似涅槃重生的顿悟和征兆之形式
出现在我们面前：教训越大，效果越好。

但最有力的经验教训往往蕴含在平凡之中，它们存在于日
常点滴，它们存在于静默时刻，只要你倾听，它们就会浮现。
只要你不带着评判眼光，它们就会显露真迹。它们可以在茶歇
时出现，也可以是在公交站对你微笑的陌生人，它们可以是在

你最需要的时刻给你打来电话的一位好友，也可以孕育在沮丧、低落、失败困顿之中。经验教训无处不在，它们在推动你勇往直前的时刻，在帮你豁然开朗的时刻，在促你毅然决定的时刻，在抽丝剥茧助你一臂之力的时刻。

遗憾的是我们往往会错失这些时刻。根据我的经验，以下情况会使我们错失它们：

- 停止聆听

- 在错误的地方寻找答案

- 对自己关闭新的可能性

- 忘记了什么才是重要的

- 无动于衷地活着，看不到我们生命里更美妙的目标

如何发现这些经验教训？

我想澄清一下：我这里和大家讨论的经验教训未必是实用性的。我们这里讨论的并非那种问题的答案："我怎样赚到更多钱？""我能得到晋升吗？"或是"我怎么能看起来年轻十岁？"我们这里讨论的经验教训是比这些问题更加深刻、更有

深度的。你可以从中学到让自己真正幸福的东西，意识到一个独特的人可以帮你提升多少生活品质，或是另一个人能让你的生活逊色多少，你可以发现你家的孩子比你原以为的更具弹性，或者发现孩子能教给你的也并不比你能教给他们的少，你会顿悟到自己伴侣内心最深处的恐惧，并发现你自己拥有扭转那些恐惧的能力，一个不期而遇的善意时刻可以提醒你人类还是性本善的，你可以意识到自己在某些方面并非在做真实的自己。

在晚间自我治疗的这第二分钟里，你要将自己的思绪拉回到基础工作上——你纠结挣扎的那些方面，你的故事，你的规则，你的思维方式，你的情绪模式和行为模式，以及什么对你是至关重要的，用下面这个简单的问题扪心自问一下。

今天生活教会了我什么？

试着标出那些让你感受到强烈情绪的时刻。这一整天你都有过哪些想法？有没有什么旧有信念被触发了？你自己或者和你互动的某人是否用一种违背你个人价值观的方式对话或者行动了？有没有哪些时刻或事件脱颖而出？

就让时空暂停一会儿，允许信息随之出现，试着不要太勉强。如果你静下来认真聆听，答案自然会流露。

我想和大家分享一下昨天晚上我自己练习时得到的经验教训，希望对你们有帮助。

我上床睡觉的时候已经非常累了，我在探查内心的时候留意到，自己的情绪有那么一点"缺乏热情"。我刚看完一部电影，里面女主角的马死了，所以她为动物的离世感到深深的哀伤，这电影让我看得挺难受。

当我思考自己从这一天中收获了什么经验教训时，我意识到那个"缺乏热情的感觉"其实就是我的悲伤。就在几个月之前，我的狗狗和我的一位亲密友人相继去世，我对他们都很是想念。但自从痛失狗狗和密友之后，我的生活就一直忙得不可开交。我的经验教训就是，我之前并没有给自己足够的空间去哀悼，这给我补上了很重要的一课。

生活一直在教导我，但如果不是我在一天结束前做了这个睡前练习，如果不是我给自己创造出这么一个停下来的空间，那我是不会觉察到这些经验教训的。

经验教训可以积极提醒我们感恩和致谢的重要性。同样地，它们也能成为生活需要改变和调整的指示牌。

保持开放，保持好奇，让你的生活教导你，你会发现很多的宝藏。

第十分钟：净化整理，联结赋能，结束一天

现在你进行到了每日练习的最后一分钟。在这一分钟里，你会净化整理、联结赋能、结束一天。你一天的事务都已经完成了，现在准备进入梦乡吧。

净化整理

这不是心理治疗在正式训练中教授的仪式，但它是一种非常流行的疗愈练习。很多年前我的一位督导师曾向我演示了如何在心理治疗的最后阶段使用它。他相信沉浸在水中能使心理治疗师化解掉之前遇到的各种挑战，从而让心理治疗师能以一

种清爽的心境和重新赋予了活力的感觉去开始后面的咨询工作。

我知道这里讲的虽然是一种自我治疗，并不同于治疗师对他人的治疗，但我认为你会发现这个仪式的价值所在。我来解释一下它是怎么操作的。

你所需要的只是一小碗水，够让你洗手就行了。

把双手浸泡在水中，当你洗手的时候，想象自己正在将消极的、愤怒的、怨恨的东西统统从你今天的生活里净化掉，你正在与这一天的种种过往道别。

这种在一天结束时做净化的仪式是一种健康的自我安抚方式，使我们进入"重启模式"，向我们强化了这样一种想法，即消极影响不会干扰你的睡眠。你在给自己一个许可，允许这一天过去，而这又会带给你一种平静和满足的感觉。

这也是一种礼敬行为。净化仪式在全世界各种文化中都很受欢迎，大家都将其看作向神圣致敬和好好照顾自己的一种传统方式。你可能听说过合十礼（Namaste）这种礼节，当我们双手合十向对方鞠躬的时候，口中念念有词：我内在的光看到你内在的光。

这样做的时候，你也正在看着自己内在的光。

联结赋能

在你每日练习的最后一分钟里，我想要你争取和一些比自身更宏大的东西产生联结。先容我说明，不一定非得是宗教或者神灵这样的宏大概念（当然也可以是），它也可以是指太阳系，比如，抬头看看群星闪耀，注视一下我们这个美丽的世界，你的存在本身就是个奇迹——因为光凭数学上的概率而言，你这个生命的诞生几乎就是不可能的。和这些宏大的事物联结会有强大的效果，它能让你从某种庄严肃穆的视角看待世界。你知道吗？你遇到的所有问题若是以时空为背景就都会变成几不可见的微观小点了。这样一想是不是就会释然了？

我为什么要让你去和一种信念或是某种比自己更宏大的东西联结呢？因为干我们这一行的人，不可能忽视心理学领域的研究结果，而我们已有的论文已经发现，如果我们对某种事物抱有信念，无论这种事物是什么，那么相比那些没有信念体系的人而言，都可以更好地应对困难、更好地管理心理健康问题。精神力量的某种形式或者对一种能量源的信仰都可以成为有用的心理工具。（当然也有反例，特别是涉及宗教的时候，那些对自己皈依的宗教感到羞耻的人更容易在困难时期痛苦纠结。）

我对能量的兴趣始于我和晚期及临终病患一起工作的那些年。很多病患都描述自己在放弃了对宗教神明的求索后，反而找到了一种平静、满足的感觉。在宗教实践的范围之外，人们会将其描述为相信宇宙、相信光、相信能量、相信自然，等等。每个人的文化背景各不相同，但我确实亲眼见证了这种信念对处于巨大痛苦时期的人们有多么大的帮助。吸引人们的是什么呢？又是什么将所有这些信仰体系联结到了一起呢？是允许自己放手之后的轻松。你知道了自己其实无法控制任何东西，你的生命其实是被别的东西或别的人控制着，那是你从一个远远大于你自身的源头所接收到的能量。

所以，无论那个在此刻帮你超越自我的东西是什么，我都建议你与其进行联结，并且练习交出控制权的技术，允许自己被反向赋能。如果它能帮你进入合适的心态，你就可以开始了。通过想象那种能让人从精神上感到敬畏的事物，比如一座山脉或者一片海洋，通过聆听那种让你身还在、心已远的声音，比如雨滴落下的声音、鸟鸣声或是一首古典音乐，如果更喜欢祈祷，你也可以用祷告词开始。所以那可以是任何东西，唯一的条件是你要放弃自己对更伟大力量的控制，然后敞开自己，允许此时此刻的自己被赋能。

结束一天

每日自我治疗的反思和重启阶段至此就完成了。

在这三分钟里，你完成了以下这些步骤：

1. 对这一天里导致自己痛苦或不安的时刻都做了日志然后放手。

2. 对这一天里生命教导自己的经验教训进行了探索。

3. 对这一天里自己的消极部分做了净化。

4. 允许自己被更强大的能量源赋能。

我希望你现在可以在绝对的平和与安静里完成自己每日练

习的最后部分。你已经通过静默的能力了解了这一天，你允许
自己运用静默为入睡做好内心的准备。现在没什么要做的了，
没有动作，也没有进一步的反思。

是时候通过睡眠让自己进入一种更深层次的平静了。

你已经在自己的日常生活里融入了 10 分钟的治疗，这段
时间稳定了你，它能使你很好地应对每天的各种挑战，通过这
个治疗你可以过上一种真实的、坦诚的生活，并被赋予力量，
活得更加充实。

这十分钟有一种让你的生活更加强有力的潜能。

让它们发挥价值吧。

第九章　假如生活重创了你

我们大多数人都知道，生活会给我们投出各种意想不到的"曲线球"。前一天，你自我感觉很棒，一切都顺心如意，你正快乐幸福着，可后一天就发生了仿佛天塌下来一般的事情，于是一切都变了。可能是亲人去世了、失恋了、裁员了、一次失败、一场大病、一次交通意外、一件悲惨的事，甚至是一场自然灾害，可以是任何事情。生命充满了没完没了的意外可能，有时候特别难以把握。

我在撰写这一章的时候，距离那个意想不到的变动已经过去 18 个月了—— 一种我们叫作新型冠状病毒的家伙——开始在新闻中滚动出现。自从 2020 年病毒开始传播，我们大部分生活都受到了严重的影响，人生面临着巨大的挑战。由此引发的确定感大崩塌和混乱不堪，使得大家前所未有地亟须心理治疗。整个世界都被破坏了，我相信流行病引发的直接或间接心理影响还要持续一段时间。（这一点我在新书《幸福十倍》(*Ten Times Happier*) 的第 2 版中说到了，书中额外增加了讲创伤处理的章节，我还新造了一个专用词汇"流行病后应激障碍"，以此描述由流行病引起的心理痛苦。）

然而，尽管曲线球随时都有可能出现，但我们自己可别落入陷阱，不管是心理上的准备还是物资上的准备，这一点才是最重要的。毕竟在大多数时间里，生活还是给了我们快乐的。所以更明智的做法是，我们就活在当下，等事件发生的时候再去处理就行了。（但要注意锻炼自己的心理灵活性，这样一旦有事发生你也能应对。）

尽管如此，我还是想和大家分享一些快速、高效的应对策略，这样即使每天十分钟的自我治疗已经不足以帮你摆平问题，你在遭遇巨大的逆境时，也能有点称手的兵刃。

我将聚焦在大家在有生之年早晚都会遇到的五方面困境：

- 丧亲

- 变动

- 自己生病或照护他人

- 失望

- 遭遇危机

治疗的基本方法还和之前一样，但会有些特殊的考量和调整，以帮助你更好地管控生命中这些特殊的挑战。

然而，重中之重是你要记得，自己以前曾经从危机中幸存下来，而这意味着你本身就能应对也会应对，我只是为你提供一些能帮你更容易地处理那些关键节点的附加工具和技术。

丧亲

丧失在生活中是不可避免的。我们以前都失去过自己所爱之人，我们以后也还会失去自己的所爱之人，而这就是生活本来的样子，这就是大自然的秩序：生命与死亡。

正如我之前提到的，我有一半的职业生涯是在临终关怀的环境中与临终病患一起工作的。我的角色有很大一部分就是为挚爱亲人去世的人提供丧亲的心理支持。我对由丧失产生的影响算是很熟悉了，但我更知道哀伤对不同的人会有不同的影响，并且人和人的外在表现也并不都一样。

有人使用"病理性哀伤"这个叫法，其实是把哀伤视为了一种心理障碍，而我们提倡的叫法是哀悼过程。有人将其认定为是由可预测的、能轻易界定的心理和行为的各个阶段所组成。而我认为这样描述是有问题的，因为它可能会通过时间节点的设定来暗示人们，超过这个时间节点之后就不应该再痛苦了，这就把人的丧失给最小化了。"哀伤有不同阶段"这个理念还会让处于哀悼中的人有一种隔离感或者内疚感，因为他们实际上并没有产生"这个阶段本该有"的那种感受。哀伤并不是这么简单的事情，也不是我们可以预判的，有时候哀伤是很复杂的。人们确实会困在哀伤情绪里，但这不代表他们有毛病，也不代表他们哀伤的方式有问题，只能说这个人沉浸在深深的伤痛里，以及发现自己要适应一种没有所爱之人的生活非常困难。丧亲之人需要耐心、需要时间，还需要很多很多的理解。他们生命中的一部分死去了，而我们必须对此给予尊重。

抛开我在该领域的职业经历不谈，我个人对哀伤也并不陌生。每一次丧失都不尽相同，但所有的丧失都让我感觉痛彻心扉，对哀伤的疗愈过程也很痛苦。

以下是我从个人丧亲角度和职业工作角度了解到的真实的丧亲：

- 哀伤早期阶段的情绪杂乱无章，不可预判。伤心、愤怒、空虚、迷茫——实际上任何情绪都有可能——会意想不到地爆发出来，就像火山爆发一样，你所能做的就是硬抗着并等待它自行结束。

- 人们并非总能理解你的丧失，其他人表现出的不敏感更多的是因为他们对你的丧失有一种无力感，而并非他们不在意你。

- 内疚是必然的。哀伤总会带来这样的疑问：我本可以多做点什么？我是不是本该多看望他们？我认为这是我们想从斯人已逝的现实中转移注意力的一种思路。如果我们追寻到自身、怀疑到自己，或许就能让这种灾难性事件变得合乎情理了。也正因为有这些自责的思维模式存在，我们内心的破坏者才能在这段时期乘虚而入。

- 处理哀伤没有捷径可走，也没有时间限制。

- 爱是喜悦，但爱也需要莫大的勇气，正是因为我们在爱着，才会在痛失所爱之人时变得脆弱，这是万事万物的天然秩序。

- 痛苦终将缓解，我们也能学会在失去所爱之人后继续生活下去。

- 生活还会继续，可再也不会和以前一样了，但这也没关系。

什么能帮到你呢？

尽管并没有修复哀伤的万能之策，但你在这种关键时刻所做的自我关照和自我同情却是至关重要的。在哀伤期间照顾好自己是必不可少的，身体和心理的很多资源都会在此期间被大大消耗，你在意的人去世了对你是一个巨大的打击，所以身与心都需要时间来调整。

除了自我关照和自我同情之外，还有一些应对丧亲的额外建议：

- 创造尽可能多的空间和时间来让自己哀悼。

- 在自己需要的时候找人聊聊。哀伤需要被处理，说出来有助于处理。

- 如有需要，向他人寻求支持。

- 需要难过时，就和那些允许你难过的人在一起。

- 在你的日常生活里创造些灵活性。继续过"正常"的生活是不可能的，尤其是在哀伤早期的时候。

- 记住，你不是崩溃了——你只是尝试在忍受一个重大的丧失。

- 不要因觉得悲伤有对错之分而羞愧，这个过程是非常个人化的。

- 在你准备好的时候，试着为哀悼之人去庆祝那些美好的回忆。

- 处理你的哀伤要一步步来，一点点来，一天天慢慢来。

- 记住，你会从哀伤中挺过来的。你受伤是因为你曾爱过。

变动

生活的常态就是不断变化，我们总会在转角遇到下一个变化，但我们也倾向于寻求稳定、可预测和秩序，即使是冒险型人格的人也会想要为冒险制订计划。那我们为什么要寻求稳定呢？你可能记得前面的基础知识里讲过，"安全感"是童年健康发展最重要的特质之一，生活变动会对儿童的安全感产生威胁，让他们感到惴惴不安。对成年人也是一样的，特别是当成年人的经历触发了童年变动的痛苦记忆时。我留意到我的来访者们在变动的过渡期会出现情绪低落或是焦虑唤起，在心理学上，我们把这些叫作"适应障碍"，但我更希望描述这种感觉时不要用"障碍"这个词，我觉得面对变动的时候感到困扰不是什么大不了的事情。

总而言之，这就是为什么我们习惯于墨守成规，遵循日常规律的生活是我们的一种生存机制，能帮助我们获得一点可控感。但真相就是，控制感只是我们的一种幻觉，因为我们其实对生活事件毫无控制可言。这也就是为什么在积极建立日常规律的同时，我们也必须抱持着不确定性，要活在当下。

我曾经看到过一个故事，说的是一位在寺庙里生活了25年的高僧，日子过得知足常乐。每过几年，寺庙中都会迎来一位新住持，和大家一起生活并且改变寺庙中的一些日常规范。就是在这样的一个变动期间，新住持建议这位高僧坐火车去云游一年，以此体验不确定性。住持是想让他去寺庙之外的开拓眼界。

高僧对此深感不安，意识到自己的生活是基于安全感、可预测性和规避挑战建立的。但他也明白，人生需要踏上这样一段旅程。

尽管带着紧张不安的感觉，但他做到了，他通往了一条自我成长之路，他冥想的能力也得到了提升，还发现了很多新的个人优势，萌生了更多的恻隐之心。有意思的是，他再也没有回过那间寺庙。他以一种更加不羁的方式履行僧侣的职责，在广阔无限的路途上度过了余生，他找到了一种全新的自由自在的感觉。

就像这位高僧一样，尽管变动（比如裁员、分手、搬家、移民或跳槽）经常就是我们内心挣扎的核心源头，会使我们的根基松动，但它也会给我们的情感和心理一个发芽成长的契机。

度过这些变动期的方法，就是带着勇气面对它们，当作冒险那样去拥抱它们，抱着兴奋和好奇去接近它们，知道自己一旦选择了倾听它们，就能从这些经验中学到宝贵的一课。谁知道会发生什么呢？也可能在那一头有什么不可思议的东西在等着自己。

什么能帮到你呢？

和之前一样，继续运用心理治疗的基本方法和每天十分钟练习。

除了那些基本方法外，对于如何应对生命中的巨大变故我再给大家一些小建议：

- 通过做一些日常都会做的事情来为自己创造一种内部的熟悉感。

- 无论变故是什么，都促使自己去面对并和日常生活的方方面面打交道。这会让你感觉不自在，但并不意味着就是错的。用你自己不会感到崩溃的可控的速度去继续工作。

- 与那些能向你提供有益支持的亲朋好友保持联系。

- 觉察你自己的内在期待并且有意识地感知自己，以缓慢的速度迈出每一小步即可。

- 提醒你自己，感到脆弱可能不是受变动本身的影响，而是自己以往的一些记忆或信念被触发了。

- 多给自己一点时间。适应变化也需要耐心和大量时间。

- 当你产生想逃离或是躲避变故的感觉时，你可能会出现安全行为（safety behaviours），记住这仅仅是一种焦虑机制，从长远来看，做点相反的事情会更有帮助。

- 在变动期，感受没有"对"和"错"之分。你的体验就是你的体验，多给自己一点自我同情就是了！

- 最后，虽然已经被说滥了，但我真的很喜欢这句话：船不是为了停在避风港才被建造的。变化意味着你还活着，意味着你的生活在驶向一个全新的方向。所以尽可能地拥抱变化吧。

自己生病或者照护他人

作为一名前护理人员，我非常了解疾病的影响以及作为一名照护者能对他人产生的影响。没人知道我们什么时候生病或者何时要开始照护他人。但是极有可能的是，这一天早晚会来，这是生命的一部分。我先讲一讲你自己生病的时候可以怎么应对，再讲一讲怎么应对照护他人这个角色，因为这二者会带来一系列完全不同的挑战。

我想在本环节开头的部分先讲一下，当我说到"不健康"这个词的时候，既包含躯体的不健康，也包含心理的不健康。人的身体和心灵是复杂多样的，有时候都会出问题。科学研究已经告诉我们，身与心是互相关联的，不能割裂来看。

毫无疑问，心理上的不健康会导致身体欠佳，反之亦然。一个人可能会因为心脏病而在家休养，也可能会因此而变得心情抑郁。一个人受困于广场恐惧症而蛰居在家，同时也可能因为不能外出锻炼身体而出现心脏问题。所以将身体健康和心理健康还看作两个单独的问题已经是一种过时的方法了，我们要与时俱进调整观念，二者并非毫不相干。我对此之所以有十足的自信，是因为我将自己毕生的职业精力都投入了这两个世界。

当你自己病了一段时间后，不管出于什么原因，你的生活都会在突然之间被彻底改变。日常生活中的各个方面都会暂停，有时还会被永久阻断：你的社交生活、你的工作、你阖家欢乐共享天伦的能力、你的性生活、你的收入和整体财务状况，以及你休闲消遣的方式，等等。简而言之，生病这件事对你之前的生活有多大的破坏性，取决于它对你的自由度、选择性、决定力、人际互动及你的感觉有多显著的影响。这些变化也可能是缓慢发生的，这本身也会有问题：你的生活质量会在数周、数月、数年的时间跨度里稳步下滑，可这个变化又缓慢到你几乎察觉不到它，直到某天你睡醒后突然发现，和自己原来的生活相比，现在的生活已经面目全非了。无论你在生病期间经历了什么，应对疾病都不是件易事，你得让自己适应生活在诸多限制里。（不管是短期的还是长期的——可能你还不知道自己康复需要多久，而这个"不知道"其实也是非常折磨人的。）这种感觉并不公平，要接受自己这样的处境是很困难的，尤其是在我们面对慢性疾病的时候，但还是有这个可能性的。

如果遭遇疾病，什么能帮到你呢？

正如前文所讲到的，目前你通过这本书已经学到的所有策略和技术，还有你每天十分钟的练习，都有助于你应对病痛。但我还是想基于身心健康领域多年的工作经验，就如何具体应对疾病再分享一些额外的想法。

但在展开讲之前，我想先说的是，每个人所处的境况都不太一样，有些建议可能会让你觉得还蛮适合自己的，而有些建议可能会让你觉得我站着说话不腰疼，甚至引得你生气上火。我完全同意，没有什么是比别人根本不懂你的病痛就瞎提建议更糟糕的事情了。不过我要重申，我的目的很单一，就是想支持到你并且让你感觉舒服一点。如果我给出的其中某个建议能够起到哪怕一点点作用，我都鼓励你去做起来，或者至少考虑一下。请相信我的经验和科学研究的结果吧。

假如你正在遭受病痛的折磨，以下是我的一些建议，可能会从心理上有所帮助：

- 当内心感到痛苦时，我们的肉身会体验到更多的疼痛并出现更多的症状，而这又导致了我们内心变得更加痛苦。这是一种恶性循环。所以要专注于那些能让我们的身体和内心都放松下来的技术。这些技术会对我们很有益处。

- 在患病期间，对自己的日常生活做出调整是必不可少的，如果事情没有按照计划进行，我们就要努力增加灵活性。要按原样生活是不可能的，对此强求只会产生更多的烦恼。

- 遵医嘱接受治疗和接受专业指导有时候是至关重要的。

- 接受自己生病会伴随着巨大的挑战。但是接受承诺疗法（ACT）的研究显示，相比于纠结事情可能的或应该的状况，接受现在生病的状况可以减少你面对自己生病这个事实的阻抗，而这又会在整体上产生一种有益的连锁反应。我知道实际做起来这有多难，但还是要试着少一点阻抗，多留意已经发生的事情。

- 一定要把自我关爱放在首位。

- 抱持希望会对你有所帮助。虽然并非易事，但是研究也显示出，选择一个充满希望的未来图景能改善你的感觉。我要澄清一点：这与接受自己生病的事实并不矛盾。你可以既接受自己生病，同时又抱有希望。拥有希望就意味着允许自己看到各种可能性，哪怕只是很小的一件事情。比如，你可以尝试着逛逛自己的小花园，到户外多一点活动，或者每天做一件你相信能振奋精神的事情。当你允许自己感受希望的时候，你大脑中会产生更好的化学反应。

- 专注于自我安抚。当处境变得艰难时，要深入挖掘那些能帮你放松的可能性。

- 做正念练习。研究结果很明确，患病期间每天做正念可以显著改善疾病症状。如果你想探索更多和正念有关的部分，可以通过网络、书籍、个体线下课程或者网络课程获得大量素材。

- 如果你们中有任何人此时正在与疾病斗争，我将自己的想法分享给你并为你送上美好的祝愿，希望你能从中获得稍许宽慰。

照护他人

无论你多么爱对方，照顾病人都能成为一件让人精疲力竭的事情。并不是只有生病的人才在遭受痛苦，你作为照护者也在现实中扮演着一大堆角色，也在经受着身体上、情感上和心理上的折磨，很少得到支持或被认可。

如果你正在照护病人，我想告诉你，这对你来说可能就像过山车。你尽力做到最好，但永远觉得自己做得还不够。你疲惫不堪，但还是在自己需要休息的时候心生愧疚。你想让自己带着爱意和善意，但也有那些怒火中烧的时刻。你想要善解人意可自己已经疲于倾听。你想要每时每刻守护在侧，可你也真的想要休息一下喘口气。你恨不得自己的生活能倒退回原来的样子。

如果你对我说的这些有任何一点的共鸣，我想对你保证，我从那些曾经或者正在跟你有相似处境的人们口中听到过这些心声。你也是人，也会在照护别人的时候伴随着个人的丧失。这些感觉没有半点不正常、不友善或是值得焦虑的。没必要的内疚感可能是想要告诉你，你必须一直处在最好的状态，这当然是不可能的。你很可能是已经竭尽全力了，而这样就够了。如果你正在照护的人有朝一日也有机会照护你，他们很可能也会体验到和你相似的感受。

我们都是人，我们也会疲惫，也会感受到同情的脆弱，也会挣扎纠结。尽管如此，我们也在一直坚持着，第二天我们还会再抖擞精神，这才是大多数照护者的现实。

我还是要再说一遍，因为这句话值得被重复：你努力做到了最好。

如果你是一名照护者，什么能帮到你呢？

我不会在这里给大家面面俱到地列举每种不同情境，但下面这些心理学策略确实帮到过曾与我一起共事的照护者，使得他们生活得更轻松。

- 要给自己留出休息的时间并且懂得寻求帮助。听起来是很简单，但这或许是我能给出的最重要的建议了。大多数照护者都相信自己要把事情全部揽下，要投入自己全部的时间。其实你不用这样的，如果你寻找帮助，是会有人能帮到你的，你休息得越多，就能将所爱之人照护得越好。

- 要看到内心里说自己做得不够多或说自己很失败的内疚角色。挑战这个内在的声音，要知道这种内疚毫无帮助，而是一个与事实不符的虚构故事。

- 可以和其他照护者聊聊自己的纠结，这会让你感觉被理解到了，能减少隔离和孤独感。和其他照护者谈论他们的纠结时，你也会从中看到自己面临的挑战，从而帮助你对自己更富有同情心。

- 自我关照必须优先于照护他人。如果你自己崩溃了或者倦怠枯竭了，那你也无法帮助别人了，所以自我关照并非自私自利，而是使你能发挥作用的必要之举。

- 写写日记。有时候你很难对外界大声讲出自己遇到的挫折或是感觉，每天写写日记能帮你梳理一下，处理发生的事情，对自己的想法、情绪和反应能保持一种有心理治疗效果的关注。

失望

失望是一种可怕的感觉，你的内心意识到有些事情没有按照自己的计划完成。可能是你没能获得许诺的晋升，可能是你心心念念的房子没有到手，可能是你没能拿到自己需要的绩点，可能是你奔着结婚成家而努力的恋情告吹了，也可能是你发现自己其中一个孩子深陷毒品不能自拔。这很可能不是一个单独的事件，可能生活就是没按照你期望的样子运转，失望也是生活的一部分，它会动摇我们的根基。

我每天都在办公室里接触各种失望之人，有时候我的来访者既愤怒又痛苦。我听到他们会这么说：

- 我不敢相信这没成功

- 我真是运气不好

- 这就是老天注定的

- 生活太不公平了

- 怎么好事从来不发生在我身上呢？

- 我看不到让自己再努力一下的理由

- 我就应该放弃算了

我相信每个人都曾在某个阶段产生过这样的感觉。当生活没有按照既定规划进行时，失望就会激发出一种非常强烈的个体反应。换句话说，就是失望在针对你！全世界都在跟你过不去。这种失望一定是在下一盘大棋，目的就是要把你推倒在地，而你看起来就是被特殊针对的目标，被生活按在地上摩擦。

我有一次因为伦敦地铁的信号问题而被困在隧道里长达

10 分钟。公平地说，司机做得不错：一边向大家表示歉意，一边在持续更新着事故进展。坐在我旁边的女士本来要和朋友一起去剧院观看音乐剧《妈妈咪呀》，结果现在他们已经迟到 15 分钟了，并且还有可能因为迟到太久而被禁止入场。我知道这些是因为我一直在听她们说话。她被激怒了，怎么能发生这种事情呢？她宣称自己被毁掉的不仅仅是这一个夜晚，还有她的整个周末，她还赔了 80 英镑的戏票钱，并且自己根本不可能再回到伦敦了，这整件事就是一场不折不扣的灾难，她还要给伦敦地铁以及国会议员写信来让他们了解这个城市的铁路系统是多么的混乱不堪。

我必须得承认我当时有点想对她进行一次小小的治疗干预，但后来发现没那个必要。她的朋友在此期间一直非常安静专注地听她咆哮，等到她都发泄完了才说道（我凭着记忆还原了一下）：

"亲爱的，难道你更愿意让司机拿我们的生命安全冒险吗？就为了我们能跟着《妈妈咪呀》一起唱歌吗？你干吗不试着让自己冷静下来？我们去找个不错的酒吧，一起喝上几杯小酒，看看城里的帅哥，我们还能买到明天日场的便宜票，所以今晚就好好享受吧。"

她刚一说完，地铁司机就通知大家信号故障修理好了，我们又要发车了。灾难得以避免。茱莉亚（没错，我甚至还偷听到了她的名字）要去观看《妈妈咪呀》啦！而她的朋友只能等到演出之后再去酒吧看帅哥了。

这一刻真的很触动我。茱莉亚在想到自己要错失音乐剧的时候显然非常失望，她立刻就被触发了，消极认知过程都进入了自动运行的状态。我认为她有一种模式，包括将自己当作受害者、把事情灾难化、遇事总想最糟的一面、不考虑积极方面、把生活中的逆境都认为是针对她一个人的。看着她咆哮就好像是在看一场停不下来的山体滑坡，在那一刻生活没有为她带来想要的东西和期待的东西，而她又拒绝容忍这一点，她自己给自己创造了痛苦。

我们都有自己的"妈妈咪呀"时刻，有些没那么严重，而有些则会让人失望到难以置信的程度。我不是想把失望的影响最小化，但感到失望和承认失望都是健康的，把这些感受都统统赶走从来都不是明智的做法，真正的问题是让自己落入或受困于一触即发又毫无必要的情绪陷阱里。

什么能帮到你呢？

你已经有了很多管理想法、情绪和信念的有用工具，但要具体处理失望这种情绪的话，还有一些额外的心理学工具可以派上用场。

- 熟悉自己失望时的感觉以及自己通常的反应方式。假如你发现自己在某些情境下会很容易被触发，那就在这些情境当中，以及情境结束后（根据预期），给自己另外分配一些时间，创造更充足的空间，允许自己安放内心的痛苦。

- 启动自查自检视角。这对我有多重要？有没有其他的可能性？还有没有别的方式来看待这个？

- 相信道法自然。如果你无法控制结果，那就允许自己对期待放手，顺其自然吧。

- 对其他可能性保持开放的态度。有一句智慧的谚语是：

"上帝每关上一扇门，都会为我们打开一扇窗。"

- 当生活没有让你如愿以偿的时候，检查一下你的容忍水平。生活并非以我们认为应该的方式在运转。生活对我们的期待是与之合作。良药苦口。

- 这能教会你什么呢？我真心认为相比我们从成功里学到的东西，我们从失望中学到的其实更多，只要我们能保持足够开放的心态吸取教训。要在不利环境中尽可能挽救，而不是被失望情绪搞得动弹不得。很多"成功"人士都会从失望中学到有用的东西，这是明智之举。

危机时期

对于不同的人来说，构成"危机"的要素各有不同。而我想给"危机"这样定义：你的稳定感和应对能力严重受损的那些时候，就是你生活中出现了危机。危机可能是由于在生活中发生了某个事件，个体所处的环境或是感觉就像翻车了一样。简单而言，危机时能维持标准的日常功能就已经很有难度了。你可能感觉自己完全失控了，没有希望、无力、绝望，你可能有时候还会产生自杀的念头或意图。记住，这并不意味着你作为一个人有什么毛病，只能说明你状态不佳。你处在危机之中，危机可不仅仅是糟糕的一天或者一段艰难时日，不要让自己一个人独自应对危机。

危机时期的问题在于，会有一连串的事件被启动开来，从而使得情况几乎不可能由你掌控（或者至少是你感觉如此）。情绪困扰可能被大大地增强，从化学的角度来看，你的大脑很可能会释放与压力应激相关的大量激素，做出理性的反应变成了几乎不可能的事情：你的日常功能受损，交流变得困难起来，可能还会觉得亲密关系也充满了挑战。这使你产生了一种不可思议的孤立感。

此时并非接受心理治疗或者思考危机产生规律的时候，而应该是寻求帮助的时刻，因为这些帮助能使自己回归到一个稳定的地方。想要复盘自己怎么回事可以等到之后再去做心理咨询。

我经常看到还处于危机中的人被介绍到心理治疗机构，然而他们在那个时候还没有能力投入到这种治疗中。这并非是指心理治疗最终没有助益，帮助当然会有，但不是在危机当下。这时候贸然让人家处理危机，就像是把一个没穿救生衣的人扔到海里去。

下面有一些步骤会对你有帮助，我将一一加以解释。

什么能帮到你呢？

- 要接受自己的不知所措并寻求帮助。我知道这对你可能很困难，但我向你保证，在你对专业人士诉说这些的时候，他们一定已经遇见过无数先例了，所以他们能理解你正处于危机状态并且能够帮到你。

- 当你停止或者退出那些普通的日常活动时不要害怕，那些活动对你来说太饱和了。

- 现在并不是重新尝试并找出原因的时候，也不要去寻找生活中符合实际与逻辑的任务解决方案，如果可以的话就暂时把这些交接给别人。现在首要的事情是让自己获取恰当的帮助和支持以使你能重回稳定状态。我看到过太多人曾想要独自完成，但这可不是一场单人旅行——在这一点上一定要相信我。

- 向几个亲近的可信赖之人透露一下你正处在危机之中，问问他们是否能做你的紧急联系人。这样一来他们就能承担起通常要你自己承担的那些不可避免的职责：他们可以给你送饭，帮助料理家务以及代看孩子，帮你告知工作同事你暂时还不会去上班，或者只是过来听一听你的倾诉，即使是在深更半夜也没关系。

- 在此期间医生可能会建议你服用药物。从我的专业经验来看，服药在短期内会对你有非常大的帮助。要一直和专业人士讨论哪些选项是最适合你的。

- 记住，危机期是暂时的，总有结束的时候，你能挺过去的。

我遇到那些处在危机中的人们时，他们经常说自己会感到脆弱，或是对自己会脆弱这点感到羞愧。我告诉他们没理由感到羞愧，其实他们已经不脆弱了。事实上，如果你刚好也处于危机中，那么你也能和他们一样，即使在有这种脆弱的感觉时，仍然能让自己迈出脚步继续前行，这本身就已经彰显出了你们巨大的勇气和力量。

没有人会选择让自己陷入危机，有时候生活才是真正的罪魁祸首。危机中不存在失败或是羞耻，我只看到了勇敢和人性的光辉，以及一个需要帮助来得以重新站起来的人类同胞。如果你也正在努力应对，那你一定要寻求专业的帮助，你能挺过去的。

第十章 水 到 渠 成

在本书开篇，我通过分享一些对心理治疗的洞见，想要揭开其神秘面纱。现在是本书的最后一章，我想借助我的来访者在生命中发生转变的真实故事来证实心理治疗的力量。我想提醒大家，无论发生什么，希望总是有的。几乎任何处境都有好的一面——可能不会马上显现，但一定会有。

不过，在那之前，我们先来说说你读完这本书之后会发生的事情。

当我读完一本书时内心总会激荡澎湃，我能体验到一系列似曾相识的情绪，包括：

- 一本书被看完后的悲伤

- 不再有作者的话语或角色与我同在的孤独

- 看到大团圆结局的兴高采烈

- 看到未完待续吊人胃口的懊恼

- 看到不是自己所期待的结尾会大失所望

- 如果之前自己没有意识到的问题通过看书在心中觉醒了则会难以接受

- 看到自己喜欢的角色遇到不公平或非正义的对待则会愤怒

- 被激励了要去做出改变或者尝试以前没做过的事情

你也可能在看完本书的时候体验到一些意料之外的感觉，但不仅仅因为书被看完了。这可是一本治疗之书啊，心理治疗就是会在结束时唤起人们的情绪。我认为在这里花一点时间来确认这点是很重要的。

如果看到这本书的结尾能让那些强烈的情感浮出水面，那么这是完全可以被理解的，也是我们所期待的。一个亲切的声音把话讲完了，这可能会让你感到有点难过；你要去忙自己的工作了，这可能会让你感到沮丧；出现新的可能性了，这可能会让你觉得兴奋；我没有在书里解决你所有的问题，这可能会让你感到失望。

而让人兴奋的好消息就是你现在已经知道如何对这些感受加以识别、管理以及与之相处了，这些并非不正常的感受，你现在正在处理一种类似"结束"的情景，我们需要注意你对此的情感反应，在心理治疗中，承认一段治疗关系的结束是一个很重要的部分，这是闭合过程的一环，会让我们产生一种圆满的感觉。

还有，就是可能会有一个让自己更加情绪化的阅读过程。还记得我在一开始说过的吗？良好的心理治疗并不总是和风细雨充满温暖。如果在这个阅读过程中使你产生了一点不自在或者在某些地方让你不轻松，那么这是好事（我是说以可能的最善意的方式来看）。这说明我正在做我的工作，而你正在对此做出回应。改变就是会带给人不舒服的。

同样地，希望这本书可以唤醒你对未来更美好生活的想法，发现自己新的力量。如果你意识到自己现在正在以一种不同的视角看待生活和境遇，那么这也是好事。这再一次说明我在做我的工作，而你在对此做出回应。

至此，你可能意识到了自己生命中有一些想要改变的方面。我鼓励你以一个稳定的、自己深思熟虑过的速度来进行，而不要一下子开始所有方面的改变。一次就只做一点，做你接下来能做到最好的一小步就足够了，这就是我们要做的全部了。

我希望本书可以为你带来挑战并且能激励你花时间把自己的心态转换为心理治疗的心态。但是——这点很重要——只有在你亲历亲为时，你才会取得进步。我经常遇到这样的来访者，他们希望我能作为他们的治疗师替他们把一切都变好，但这样是不会有效果的，它需要你自己付出努力。

在这本书里，你就是自己的治疗师，你所做的也正是治疗师所做的。光看书是不够的，还需要你在看完之后付诸长期的行动，但这是值得的，你用自己从书中学到的知识越多地进行练习，感觉就会越好，你的生活越会得到改善。试着把它想成是去健身房锻炼，多一分耕耘就会多一分收获。

我同样知道你可能会觉得本书所介绍的技术对你还不足够，你可能对于自己正在面临的困难还想要寻求更专业的帮助。你可能认为自己想要做一对一的心理治疗！如果确实如此的话，我要恭喜你这本书没有白看。如果此书真的助你有了这样的决定，那同样说明我的工作完成了。

如果你决定和一位心理治疗师做一对一的治疗，那么我有一些温馨小建议。找到一位适合自己的心理治疗师犹如大海捞针，我的建议是多找找，看看熟人有什么推荐或者问问你的医生有什么推荐，这会帮你确认自己适合什么样的治疗师。还有一些心理健康公益团体也都会在线提供一些有用的建议。

了解一下你的治疗师有哪些治疗模式的训练背景是很重要的。问问他们的专业资质和经验，此外，明智的做法是查验他们是否具备所有完整的资质且已经被可靠的认证组织所认可。因为各国情况不同，所以你需要查验自己所在区域的以上信息。

无论你之前阅读这本书的体验是怎样的，现在都要看你的了。我希望你感到自己被赋予了能量，并能运用自己现在掌握的知识和技能让自己过上一种更加充实的生活，我希望这种未来愿景能激励你。

但在我结束本书之前，正如我答应过的，我要和大家分享几个我的来访者的故事，他们每个人都曾经鼓舞了我。我给大家分享的这几个故事的主人公都是经历过最糟的时期但最终坚持下来的人。他们也学到了如何成为自己的心理治疗师（这也是我从开始就一直在说的我的最终目标）。他们都是遵循本书讲到的原则来生活的。

我希望他们能激励到你，就如他们之前激励过我那样。我希望他们能够鼓舞着你走过这一路艰辛。

玛格的故事：保留的闪光球

玛格是在女儿去世 17 年之后来找我的。自从失去女儿之后，她见过很多心理治疗师，并且这些治疗师都聚焦在悲伤或是抑郁的议题上。但是她在我们初次见面时表现出来的痛苦使我在内心怀疑她是不是还有什么别的事情。

她给我讲了自己漂亮的女儿是如何在度假时去世的，时年 21 岁，死于一场悲惨的意外事故。玛格一直无法接受女儿的离去。

在我们第一次咨询的末尾，我确信玛格沉浸在失去爱女的悲痛中且正在经历继发性的情绪症状，而缺少的一环也很快显现出来。这么多年来，她仍然被女儿的离世所深深创伤，这些创伤性回忆包括第一次看到遗体、参加葬礼以及她自己对于事发当天的各种想象。她此时仍处在 PTSD（创伤后应激障碍）中，也符合心理治疗的诊断标准。没有经过处理的创伤并不会自行愈合，除非加以治疗。（我在此提醒一下大家，如果经过 2~3 个月的持续自我治疗和行为改变练习后，与创伤、焦虑或心境低落相关的症状没有得到缓解，那么就一定要寻求专业人士的帮助了。）

在玛格接受心理治疗期间，我们从一开始就聚焦在了她的创伤上，在接下来的几个星期里，玛格的情况得到了改善。几个月之后她就和朋友预定了假期里的邮轮之旅，度假归来后她说这是自己有生以来最不可思议的假期，而且是这 17 年以来第一次感到自己"起死回生"了，她又开始了社交，又开始了画画（这是她以前的爱好）。总体而言，她开始在生活中投入更多的精力，但她没有止步于此。

玛格的家自女儿去世后就没有过变动，包括女儿的卧室也没有再动过，现在她决定要重新装修一下。她在做装修规划的时候，和装修工人解释说女儿的那间卧室不能碰，那里已经成了女儿的圣殿，任何人都不能进入。这在治疗上也很具有代表性，因为这显示出玛格内心的心结有多大。

我们在治疗中讨论了这种"心结卡住"的感觉。玛格最终认可了这点，并且同意了装修工人在自己的指导下也可以把女儿的卧室翻新一下。但有一个条件：要保留那个闪光球。闪光球曾是女儿最喜欢的一个物件。玛格相信球里装着女儿的欢乐和能量精髓。

现在这间卧室成了一个艺术工作室，玛格一般会在这里画画，头顶有闪光球熠熠生辉，她已经重新点亮了自己生命中的火花。

除了对玛格的创伤进行治疗，还有几个治疗性要素也在她康复的过程中起到了同等重要的作用。

她发现自己每天拿出时间外出见心理治疗师是很重要的；

她意识到与他人的联结以及和生命重新连接是自己康复的一部分；她发现她的那些没有必要的内疚是与自己多年来那些无益的规则与信念相关联的。综上所述，她意识到了面对并且解决自己丧亲的糟糕现实才是自己得以前进的唯一方法。她这么多年都专注于自己的悲伤，忙于管控悲伤带来的症状，但面对自己失去亲人的创伤才是她走向疗愈的第一步。

我和大家分享玛格的故事是因为她在从没有希望走向充满希望的过程中教会了我很多。她还教给我，在心理治疗的世界里，只有同情和苍白无力的言语是不够的，有的时候心理治疗工作是要勇于挑战的，需要我们深入黑暗之地，而这往往正是出路所在。

玛格的悲痛与哀伤对她而言已经成了一个熟悉的安全屋。在治疗期间，我逐渐将她带离此地，并非是我们要逃避悲伤，而是因为这已经在阻碍她过好自己的生活。

我不相信我们之中有人曾经真的"克服"了生命中的巨大丧失；我们只是坚持挺了过去而已，但这可能就够了，或许本来就应该这样。

玛格 17 年的疗愈过程是漫长的，我也提醒过她，有时候她可能会感觉自己像是又坠入了深深的哀伤。但是她现在已经拥有了洞察、智慧和技巧来帮助自己不再被"卡住"，这就是心理治疗的力量，她现在成了自己的心理治疗师。

所以，哪怕今天你感觉自己被卡在了那个悲伤、愤怒或绝望的想法的循环里而找不到出路，你也要相信总会有前进的道路，你总会在黑暗中的某个地方发现一个闪光球的，这就是玛格的故事教给我们的。

凯尔的故事：我为什么总害怕？

凯尔不是自愿来做心理治疗的，他的女朋友认为这是个明智的想法，所以他决定要"试一试"。我在本书前面提到过有些人会觉得心理治疗师和心理治疗可能"有点怪怪的"，凯尔就是这种人。不过谢天谢地，我设法说服了他。

凯尔有明显的焦虑症状，但连他自己也搞不明白为什么。他问我的第一个问题是："我为什么总害怕？"

他在大多数时间里对大部分的事物都会感到担心，睡不好觉，也很难与人相处（根据他女朋友的说法），他患上了广泛性焦虑障碍（这是一种我不喜欢使用的诊断标签，我一般是将患者描述为"一个学会了忧心忡忡的人"）。

凯尔是在英格兰北部的一个小矿区长大的，他在给我讲自己的生命故事时，我留意到他的父亲在大多数场景中都是缺失的，在凯尔的故事里没有什么特别的情节，他也没提到自己有任何明显的创伤。他对自己家庭生活的描述是"普普通通"（always a giveaway）。而他在大学生活和社交方面全都表现出了高功能的样子。但他就是会一直担忧，不知道如何让自己停止担忧。一言以蔽之，他是一位高功能型的忧虑者，这种人很常见。

随着我对凯尔的了解加深，我向他提出，我注意到了他的父亲在他的成长中是缺失的。他父亲几年前去世了，起初他反驳我说这不重要，说他们只是合不来。但在回答了几个问题之后，凯尔的故事就变得与之前大不相同了。

凯尔的父亲在他成长的大部分时间里都是一个有暴力行为

的酒鬼，凯尔和其他家庭成员经常在其醉酒的时候受到暴打和言语的攻击，而父亲在清醒的时候还会对家里的每一个人挑剔不已。凯尔的母亲又使情况变得复杂起来，因为她觉得家丑不可外扬，所以不让外人知道父亲酗酒或家暴，这是一种保守秘密的家庭动力。

毫不意外，你能想到凯尔最终是带着很多对自己、对应对生活并无益处的信念长大的。他没什么自信心，却有很多焦虑，他内心是很害怕的，但也相信无论发生什么自己都不得不拿出最好的状态，这就是他的家庭脚本。现在我们能回答他那个"我为什么有那么多担心"的问题了。

我给大家分享凯尔的故事，是因为要想改善他的焦虑，最核心的是要理解他的故事。他把自己的童年经历和父亲的行为都给"正常化"了，而实际上，这些被"正常化"了的部分正是造成他焦虑的罪魁祸首。一旦他明白了这一点，他就可以不再隐藏自己的情感、不再时刻提防着危险了，他还能摒弃保守秘密以及讨好他人的行为模式。

他以往"固有的"就是一种担心，所以他日常的自我治疗就包括练习让自己的大脑去重新连线，也就是不再与固有的担心搭线，而是与更平和的反应、更适应的方法去重新连线。他不再有什么可害怕的了，大脑所需要的信息得以被强化。

就像我们之前一起做的那样，凯尔也学会了通过自我治疗来管理焦虑的技能。他每天练习怎样核查自己的心智、身体和情绪，他学会了如何让自己"着陆"，他还能对那些不再能帮到自己的无益思维、规则和信念做出挑战，最终自我治疗教会他如何练习自我关爱，如何照顾好自己，以及如何让自己有安全感。

凯尔经过数周的心理治疗和每日练习，开始有了进步。他的焦虑水平下降了，还报告说自己的女朋友已经看到了自己行为上的明显改观，他的担心减少了，睡眠改善了，也更容易与人相处了，他总体上感到更加幸福了。

在我们最后一次心理治疗的时候，凯尔带来一个小礼物，那是一张他在商店里找到的明信片，上面写着：你的过去不会定义你是个什么样的人。

我保留了这张卡片，有时候会把它拿给我的来访者们看，然后给他们讲讲凯尔的故事（当然是在隐去了他的个人信息之后）。

我希望他的故事能够提醒大家，过去的逆境不会定义现在的你。你是可以恢复的，你不用感到害怕。

欧文的故事：小镇男孩

你可能记得我在本书开始时写过，因为我在自己接受的心理治疗中被激励了，所以后来成了一名心理治疗师。多分享一点这个故事看起来很合理，所以最后一个个案讲的就是我自己的故事。

有些心理治疗模型极其反对心理治疗师向来访者分享自己的故事。我能理解其背后的思路是所有关注点都应该一直聚焦在来访者身上，但我也相信来访者需要知道他们自己面对的也是一个能理解艰难困境的人类同胞，有时候是会有一定程度的自我暴露的。如果我要求某人对我分享了他最幽深最黑暗的秘密，那我会感觉自己也应该向对方展示一点人性。所以在本书中我继续遵循着同样的原则，我和大家分享心理治疗是如何帮助你的，我可以运用数百个与我一同工作的来访者的例子，我也能运用一些我自己的例子帮到大家。以身作则亲身示范是我的职责所在。

心理治疗于我而言就是一个自我接纳的历程。我在本书前部分描写过我的第一次治疗，我当时以为自己挺好的，但其实我不好。心理治疗让我明白了，我很焦虑，我害怕在生活中承担风险，我待在这副皮囊里并不自在。

我在治疗中讲述了自己的故事并且试图弄明白怎么会这样，于是一切都变得清晰起来，是一些经历组合在一起造成了我的痛苦挣扎。在北爱尔兰问题上我曾亲眼见证了很多宗派暴力算是一个原因，还有我上学期间遭受的校园霸凌以及被同伴拒绝，再加上生活中遇到的其他挫折事件。

这样的结果就是，我无法拥有安全感，也不会觉得自己是足够好的，我无法适应，不知道如何做自己。而心理治疗帮助我理解了，为什么我都已经毕业离开学校了，但还是会有这样的感觉。心理治疗拯救了我。

我学到了不要让自己的日子难过，我经历的这些事情虽然发生在我身上，但并不能定义我。一旦我想通了这一点，我意识到我可以处理自己的消极模式了，我发现那些自我怀疑、焦虑和痛苦挣扎都可以被扭转了。我和大家分享的技术都曾经帮助我一路走来，直到现在这些技术仍然在我的生活中产生着积极的作用。

摈弃了我人生经历中的消极影响后，我意识到，好好地对待自己以及改变我的思维模式能够转变那些经历对我的影响，这是一个强有力的启示，而这就是心理治疗的力量，你不必成为过去生活的受害者。

在生命中的有些时候，我也曾经逃离或是转过身不愿面对，但是心理治疗给我指出了一个不一样的方向。我不再逃跑，我勇敢地面对自己的故事，甚至学会了去庆祝自己的故事，并由此改写了我的人生。

我拒绝让自己过去的痛苦挣扎来定义我，相反，作为一名心理治疗师、一个作家和演说家，我会利用以往的痛苦来支持我现在的工作。这是我得以把黑暗时期的残骸加工成美好事物的其中一种方式。

如今，我在自己的生活中也会练习书里教给大家的这些。以这种方式生活使我脚踏实地、专心致志并且对未来充满了希望。

有时我会跌倒会犯错，那我就再爬起来。

有时我会做错事情，没关系，那我就从中吸取经验。

有时我会有点迷路，那我就再拐回大道。

我希望你发现自己也可以做和我一样的事情，这本书可以成为你的路标，使你保持笔直前行，它还能帮你回归正轨。

记住，永远没有必要让自己的身心或情绪处于不健康的状态，有时候你可能需要让自己的身体远离某个地方，但不要在内心逃避。面对现实吧，让它教会你，然后为自己做出最好的安排。

该说再见啦

我必须坦白，我不喜欢说再见，我觉得告别对我而言是很难的，告别让我感到难过，我以往都是回避说再见的。

但现在我知道了，说再见很重要。它代表着一种经验，增添了一种圆满的感觉，它能使人继续前行，它完结了一章，又开启了新的篇章。

这是我写的第三本书了，我从中学到的是，撰写自我帮助类的书籍是一种很有启发性的经历。每次我坐下来写作的时候，我都想象自己是在直接对读者讲述。有时候读者会发消息告诉我，说我的书改变了他们的生活，而这样的反馈也在改变我的生活，我喜欢这种和读者协同互动的感觉。

考虑到这一点，我想要对你们说再见，想要谢谢你们。

谢谢你们阅读此书并且信任我的经验和这个过程。诚实地面对你的故事会带你走向自由，学会为自己的心智、情绪和行为指引方向会使你充满力量。

道声再见多珍重，共迎未来新可能。

如需阅读作者其他作品，敬请参阅：

Instagram 及推特账号@ owenokaneten

网站：www. owenokane. com

其他书籍：《从十到禅》（*Ten to Zen*），《十倍幸福》（*Ten Times Happier*）

致　　谢

　　我必须要向我的经纪人 Bev James 和她的团队致以谢意，感谢他们持续的支持和热忱。同样地，我还要感谢我的出版商 HQ，HarperCollins 这个了不起的团队。对于再次和我的编辑 Rachel Kenny 共事我也非常开心，她简直太棒了。我也要感谢每一位信任我，愿意和我分享故事的来访者。还有你们每一个人，你知道自己的价值所在。